孕妈咪产检通关手册

YUNMAMI CHANJIAN TONGGUAN SHOUCE

主编　王华伟　杜明钰　祁文瑾　田维伟　马　敬

云南出版集团
云南科技出版社
·昆　明·

图书在版编目（CIP）数据

孕妈咪产检通关手册 / 王华伟等主编 .-- 昆明：云南科技出版社，2019.8（2020. 7 重印）
ISBN 978-7-5587-1995-0

Ⅰ．①孕… Ⅱ．①王… Ⅲ．①妊娠期－妇幼保健－手册②产褥期－妇幼保健－手册 Ⅳ．① R715.3-62

中国版本图书馆 CIP 数据核字 (2019) 第 010383 号

孕妈咪产检通关手册

王华伟　杜明钰　祁文瑾　田维伟　马　敬　**主编**

责任编辑：赵　敏
助理编辑：杨卫星
封面设计：余仲勋
责任校对：张舒园
责任印制：蒋丽芬

书　　号：ISBN978-7-5587-1995-0
印　　刷：永清县晔盛亚胶印有限公司
开　　本：787mm × 1092mm　1/16
印　　张：8.75
字　　数：152 千字
版　　次：2019 年 8 月第 1 版　2020 年 7 月第 5 次印刷
定　　价：36.00 元

出版发行：云南出版集团　云南科技出版社
地址：昆明市环城西路 609 号
网址：http://www.ynkjph.com/
电话：0871-64192481

编 委 会

主　编：王华伟　杜明钰　祁文瑾　田维伟　马　敬

副主编：唐　丹　刘云燕　杨继青　陈　卓　汤丽鋆
张尊月　龙艳喜

编　委：马　敬　王昆华　王华伟　龙艳喜　田维伟
刘云燕　杜明钰　孙　亮　祁文瑾　汤丽鋆
张尊月　余积会　陈　卓　杨　琴　唐　丹
杨继青　唐兴玉　钱　源

前 言

从备孕到验孕成功，从产科建档到宝宝的出生及出生后的养护，这一系列过程，伴随孕妈咪和家庭每一位成员的不仅是喜悦、是美好的幸福时光，同时也是一次次的闯关，伴随着各种风险。在这些充满喜悦和挑战的日子里，孕妈咪一路都被各种问题所困扰：我们要不要备孕，备孕如何养好卵子和精子，不小心照了X光宝宝能不能要，在不知道怀孕的情况下用了药我的宝宝是否健康，孕期每个阶段我们究竟要做哪些检查，面对孕吐有没有好办法，NT异常是不是提示宝宝一定存在染色体异常，无创DNA和羊水穿刺我该如何选，地中海贫血携带者能生育健康的宝宝吗，妊娠期高血压和糖尿病离我们远吗，宝宝出生后该如何护理？每个孕妈咪心中总是有着十万个为什么、我该怎么办？面对如天书的产检报告，不如听听我们专业医生的建议吧！

为了帮助所有准爸妈们平安顺利地度过这个特殊的时期，昆明医科大学第一附属医院及兄弟单位生殖遗传科和产科的专家们一起编写了《产检一本通》的姊妹篇——《孕妈咪产检通关手册》。本书共有七个章节，从备孕、优生和遗传咨询等角度阐述了优生优育；分享了目前各种验孕方法该如何选，孕期不同阶段可能的并发症，常见问题及对策；不同时期孕妇和宝宝可能遇到的问题，并进行了详细的描述；最后，和大家分享了我们如何迎接宝宝的出生及出生后新生儿如何护理等问题。全文逻辑清晰，内容丰富，行文流畅、语言诙谐直接，凸显围绕临床常见问题进行解答，希望能为您的整个孕产期提供有效的指导。《孕妈咪产检通关手册》犹如一名优秀的产科医生，会从备孕、孕期到产后婴儿的养护等不同阶段所面临的各种问题给予专业的解答，为您排忧解惑，全程一路陪伴您的左右，为您的平安孕产保驾护航！

爱与生命同在，愿我们的相伴让您的孕产之旅更加幸福、甜蜜！

目　　录

第一章
孕前优生筛查、优生咨询和遗传咨询

第一节　备孕篇

什么是孕前保健?

孕前和孕期保健对于降低孕产妇死亡率和降低婴儿出生缺陷都具有非常重要的意义。孕前保健应在孕前3个月进行，主要是通过评估，继而改善计划妊娠夫妇的健康状况，降低或消除会导致出生缺陷等不良妊娠结局的危险因素。

孕前保健的主要内容包括哪些?

孕前保健的主要内容包括：有计划有准备的妊娠，避免高龄妊娠；合理营养，控制体重增加；补充叶酸每天0.4~0.8毫克，预防神经管缺陷；合理选择运动方式；改变不良生活习惯；避免接触有毒有害物质；保持心理健康，预防孕期及产后心理问题的发生；避免使用可能引起胎儿异常发育的药物；有遗传病、慢性疾病和传染病而准备怀孕的妇女应在孕前进行评估并接受医师指导。

季节对怀孕有影响吗?

最好避开病毒性流行疾病的高发时间，如流感、水痘、流脑高发的春冬季节。同时冬季空气污染较重，也是对怀孕的不利影响。而夏季或秋季较为适合怀孕，出生时可避开严冬酷暑，利于产妇与孩子的护理。

备孕需要做传染病检查吗?

推荐在孕前3~5个月进行TORCH检查。TORCH是一组可造成母婴感染的病原体的总称。因孕期内分泌改变及免疫力下降等原因，既往感染的孕妇体内潜在的病毒容易被激活而发生复发感染。孕妇发生病毒血症时，病毒可通过胎盘或产道传播感染胎儿，引起早产、流产、死胎或畸胎等，并引起新生儿多个系统、多个器官的损害，造成不同程度的器官发育不良、智力障碍等症状。故应于备孕期进行TORCH检查，并于早孕期再次检查。

备孕或孕期是不是不能养宠物?

很多准妈妈和备孕女性都被告知宠物很危险，尤其是猫会传播弓形虫，可能引起流产和胎儿畸形。事实上，猫作为弓形虫唯一的主动传播工具，散播期间具有时效性，首次感染的最初两周。准妈妈遇到的几率很低，只要注意不接触猫粪便，注意清洁卫生，感染的可能性会进一步降低。吃下含有弓形虫活体的生肉更可能传播，所以应当注意不吃生食。

第二节　营养和优生

什么样的人群在怀孕时容易发生神经管缺陷呢?

神经管缺陷是先天性中枢神经系统和脊柱结构异常，容易在怀孕时发生神经管缺陷的高危因素包括：既往有神经管缺陷的妊娠史；自身有神经管缺陷的妇女；男方有神经管缺陷或男方曾育有神经管缺陷的孩子。有神经管缺陷高危因素的妇女每天需要补充的叶酸剂量较大，因此应当在孕前就去做咨询。

为什么要补充叶酸？怎样补充?

叶酸是胎儿发育过程中十分重要的一种营养素，它的主要临床意义在于帮助减少脊柱裂和其他神经管缺陷症、高同型半胱氨酸血症的风险，促进红细胞成熟和血红蛋白合成。推荐叶酸口服补充剂应尽早启动，至少孕期前 3 个月启动。孕期可适当食用富含叶酸的食物，如豆类、绿叶蔬菜（比如菠菜、西兰花）等，但仅仅通过饮食补充叶酸是远远不够的，所以要食用口服补充剂，推荐剂量 400 微克/天。既往有过脊柱裂及其他神经管缺陷儿病史，或体重过胖的孕妈们，叶酸的摄入量应较无病史的孕妈咪要高，建议补充叶酸 4000 微克/天，对患有糖尿病或是接受抗惊厥治疗的孕妈咪，建议补充叶酸 5000 微克/天至孕 12 周，后减为 400 微克/天。请注意与主诊医生沟通，定制个体化补充方案，遵医嘱补充叶酸。

看到报道，说吃叶酸过多容易导致儿童自闭症，是真的吗?

现在确实有一些关于母亲补充叶酸与将来儿童自闭症风险的临床研究。有研究显示，补充叶酸可以降低将来孩子患自闭症的风险；而近期也有研究指出，过量补充叶酸可以导致自闭症风险增高。目前这个问题处于动物实验研究阶段，尚未有统一结论。根据现有临床指南，也就是主管医生的建议补充即可，不需要额外担心。

有人说怀孕期间叶酸补多了会导致胎停育，是真的吗?

答案是否定的。补充叶酸不会导致胎停育。相反，孕早期缺乏叶酸可能会引起死胎、流产和神经管畸形，以及其他多器官畸形。而且有研究发现，叶酸缺乏还会增加早产及妊娠期高血压疾病的发生率。所以，孕前及孕期补充叶酸是必要的，但是应该适量补充。

备孕期间，饮食有什么注意事项吗?

孕妈妈们都希望自己能够生一个健康聪明的宝宝，因此在备孕期间应当多注意饮食哦。其实备孕的禁忌还是有的，主要包括以下几个方面：尽量避免食用辛辣食品，这类食物会引起消化功能紊乱，如胃部不适、消化不良甚至造成痔疮；尽量避免食用高糖食品，有可能会引起糖代谢紊乱，成为潜在的糖尿病人群；腌制食品，这类食品中含有大量的亚硝酸盐、苯丙芘等，对于身体很不利，特别是一些过敏体质的孕妇更应当注意避免食用；咖啡因类食品，过量的饮用咖啡、茶以及其他含有咖啡因的饮料，可能会影响到女性的生理健康；罐头类食品，这类食品在生产过程中会加入大量的添加剂，虽然对人体没有什么影响，但是经常食用可能会影响胎儿对营养物质的吸收；酒精类食品，酒精是造成婴儿畸形和智力迟钝的重要原因，在日常饮食中应当戒除。

备孕期间应当怎么吃才好呢?

良好的备孕习惯也包括了良好的饮食习惯。首先，可以注意补充健脑饮食，多食富含氨基酸的鱼、奶、蛋等食物，富含维生素 C 的食物，如水果、蔬菜和豆类，适当补充含磷脂的食物，如蛋黄、大豆、鱼等，可以使大脑的活动机能增强；其次，注意减肥降脂饮食，因为肥胖会引起性激素改变影响怀孕。所以应当学会少吃多餐，少吃零食，减少糖分的摄入，补充膳食纤维，多吃水果和蔬菜，适当摄入蛋白质如低脂类的大豆等，少吃动物脂肪或含胆固醇较多的食物，如肥肉、肝、鱿鱼等，尽可能食用豆油、菜油。第三，学会“三期”饮食，月经期增加含铁食物，如猪肝、瘦肉、鱼类，孕期和哺乳期保证优质蛋白质；最后要平衡合理营养，碳水化合物、蛋白质和蔬菜水果合理搭配，饮食粗细粮搭配。

第三节　生活方式和优生

经常饮酒，发现怀孕，孩子能不能要?

孕前饮酒可能会影响胚胎发育，但几率很小，可以保留后逐步检查排畸。但是孕期经常饮酒对孩子的发育，尤其脑部的伤害已被公认，包括生长迟缓、智力和学习障碍、记忆力差、协调能力差、语言发育延迟。所以建议女性们，不仅在怀孕期而且在备孕期都应该完全避免饮酒，因为没有一个确切的酒精量是可以保证安全的。

吸烟会造成哪些风险，备孕需要提前多久戒烟?

吸烟和被动吸烟会增加不孕症的风险，在怀孕后，还会增加流产、早产、低出生体重、宫外孕、胎膜早破、前置胎盘等并发症的风险。临床调研显示，吸烟还会增加死胎和新生儿死亡的风险。在孕期继续吸烟或者没有脱离二手烟环境的话，还有可能影响某些器官的发育，导致相应的畸形，尤其在已经有遗传倾向的情况下，会大大增加风险。备孕和怀孕期间，越早戒烟越好，在备孕前至少一个月脱离尼古丁的影响，最好 3 个月以上（含有尼古丁的电子烟也不可以使用）。虽然吸烟对妊娠有害，但是依然是小概率事件，如果在吸烟或者接触二手烟期间发现怀孕，不需要因此流产，应立即戒烟，并严格按照产检规程逐步排除胎儿异常即可。如果很难戒烟，又不想流产的话，两害相权取其轻，可以用尼古丁替代治疗（戒烟口香糖等），相对于直接吸烟的危害要小一些。关于二手烟，在开放环境中偶尔闻到烟味并不会造成风险，但如果在办公室、饭店等封闭室内环境中，二手烟的浓度和接触时间会成为风险，要尽快终止接触。

怀孕可以玩手机吗？

目前关于电磁场对胚胎影响的研究还是存在一定争议的。胚胎发育受外界影响比较敏感的时期是怀孕前三个月，怀孕月份越小，胎儿受不良危害影响的几率越大。手机的电磁辐射发射频率为 800~1000 兆赫兹，属于微波波段，具体是否会造成胎儿异常，与使用的时间、使用距离以及个体的敏感性都有关系。虽然目前关于手机辐射对胚胎发育的影响尚无定论，但作为孕妈妈，孕期还是建议少玩手机，在使用的过程中注意：如果通话时间较长，尽量使用耳机，通话时最好与耳朵保持 1~3 厘米距离，把手机放到远离腹部的位置，睡觉时也不要把手机放在枕头附近，充电时不要带电通话。总之孕期应该保证充足的休息，做适量的户外活动。

备孕时女方用药可能会对生殖功能或后代产生有害影响，那么男方需要注意药物的影响吗？

目前关于药物对男性生殖的影响的研究较少。但是一些药物可能会影响男性生殖，如雌激素、孕激素会间接抑制精子生成；二氯二酰二胺等杀虫剂会直接抑制睾丸生精功能；治疗高血压的胍乙啶、甲硫达嗪等药物会影响射精等。因此，在怀孕前的2~3个月和怀孕期，男性用药一定要小心。不过如果男性在孕前不知情的情况下误服了药物，也不用太担心。因为男性的精子有上亿个，只有完整健康的精子才可以去完成受孕，影响相对较小。

第四节　合理用药与优生

怀孕以前需要做B超检查吗？

有条件的话建议都做一次，而且最好做阴道B超。可以排除一些不利于怀孕的因素，如子宫肌瘤、内膜息肉、子宫内膜异位症、输卵管积液等。如果您是二胎妈妈，而且第一胎是剖宫产的话，那您必须在孕前做一次阴道B超，排除剖宫产切口处的憩室，因为一旦受精卵着床在憩室上，就会发展成为剖宫产瘢痕处妊娠，最严重的会导致子宫破裂，后果很严重。

什么时候做孕前超声最理想？

最好是在备孕的时候就做一次超声检查，孕前三个月就要口服叶酸，那也请您孕前三个月就做一次B超，排除一些不利于怀孕或是怀孕后会影响到胎儿的不良因素。

B超检查能明确输卵管是否通畅吗？

造成输卵管堵塞的因素有：盆腔感染、阑尾炎、腹膜炎、既往腹部手术史或纤维瘤。而超声只能检查形态学上的变化，如果怀疑输卵管堵塞的话，建议您最好选择输卵管碘油造影或者是宫腔镜、腹腔镜等检查。

孕期做X射线检查，孩子还能要吗？

X射线检查是临床上常用的检查方法。妊娠期间，胎儿也会接受一定量的自然背景辐射，剂量约1mGy。胚胎发育早期若暴露于非常高剂量（超过1Gy）的辐射环境，胚胎可能因此致死，高剂量辐射也可造成生长受限、小头畸形等。但在影像诊断中是不会使用这么高剂量的X线的。单次胸部拍片胎儿接受的放射量仅为0.0005~0.01mGy，头颅口腔检查更小，而单次腹部X线拍片，胎儿受到的X射线也不过是0.1~3.0mGy。因此，即使多次X线检查也很少会达到高剂量的电离辐射剂量。所以在孕期拍摄1~2次的X光胸片或腹部平片并不会对胎儿造成显著影响，只要正常产检，孩子健康的几率与没有做过X射线检查的胎儿相同。

妊娠期可以做核磁共振成像（MRI）的检查吗？

MRI检查的基本原理是利用人体内原子核在磁场内外加射频磁场产生共振而成像。由于不涉及电离辐射，因此对于孕妇来讲无明确的禁忌证。目前也没有证据提示对胎儿进行MRI检查会造成不良影响。

妊娠期可以做计算机断层扫描（CT）吗？

CT是一种使用电离辐射的检查方式。但如果诊断价值相同时，推荐孕期使用 MRI 检查替代。而且 CT 增强最常用的是碘剂，可以通过胎盘，所以只有在特殊情况下才会考虑在孕期使用碘剂。而若是做过盆腔 CT 的辐射暴露剂量可达 50mGy，辐射剂量相对会稍大，但依然是小概率事件，没必要流掉，按照产检程序逐步排除胎儿异常即可。

Wi-Fi 对宝宝有害吗?

Wi-Fi 的“辐射”并不是高能辐射，和手机信号一样，对孕妇和宝宝不会构成影响。现在市面上所谓的“孕妇模式”无线路由器只是商家的宣传策略，Wi-Fi 网络的强度即使是直接放在肚子上也远不足以影响胎儿。

有必要穿防辐射孕妇装吗?

没有任何必要，电脑、手机、无线网络等的“辐射”属于低能量的电磁辐射，携带能量和穿透力都非常有限，对胚胎不构成任何威胁。截至目前，全球已经进行了大量的相关研究，都没能给出日常生活中的电磁辐射伤害健康的可靠证据。如果不是从事接触电离辐射的工作（介入手术医护人员、接触放射性物品人员），是不需要防护“辐射”的。日常生活中也存在一定的天然电离辐射，但剂量在人体可接受范围内，无须“恐慌”。穿这些“防辐射孕妇装”的唯一作用是乘坐公共交通工具时会有人让座。

哪些时间段用药要格外小心?

受精后 2 周内（即停经 4 周内），药物对胎儿影响为“全或无”的，造成影响即导致胚胎严重受损而死亡，无影响或影响较小的情况，胚胎会自行修复，正常发育。而受精后 3~8 周（即停经 5~10 周）内，是胎儿主要器官形成分化的关键期，是“致畸高度敏感期”，此时用药要格外小心。而受精 9 周至足月（即停经 11 周后），胎儿各器官已发育完成，是功能进一步完善的时期，此时用药一般不会明显致畸，但用药不当可能导致功能异常。

孕期可以看牙吗？

怀孕以后，因为高水平的雌孕激素的作用，牙龈会出现肿胀、出血，更容易发生牙周炎和牙龈炎。怀孕前不明显的口腔问题，如龋齿、长歪的智齿等，也更容易出现症状。怀孕后推荐去做牙齿常规检查和预防性的清洁，也可以做补牙、牙冠等常规处理，预防和治疗口腔感染和牙龈疾病对于降低早产的风险有一定的帮助。而拔牙等手术操作，如果有必要，也是可以在孕期进行的。注意尽量不要在孕前 12 周进行，与口腔科医生说明孕妇身份，X 光片注意防护，口腔医生会自行注意局部麻醉药和抗生素的用量和类目。

第五节　遗传与优生

HLA 封闭抗体阴性，我老公是阳性 AB 型，我是 RH 阴性 A 型，RH 阴型血能做 HLA 免疫治疗吗？

HLA 免疫治疗即淋巴细胞主动免疫疗法，治疗期间虽然要抽血，但是仅使用丈夫或他人的淋巴细胞进行同种致敏治疗，而不涉及红细胞，与 ABO、RH 血型没有关系，所以 RH 阴性可做免疫治疗。

孕前检查 IgG 抗 A 效价 1∶256，怀孕前治好还是等怀上了再医治？

抗 A/B 血型抗体测定仅能测定血液中的抗体浓度，但是并不能判断这些抗体有多少会进入胎儿体内或者新生儿体内，另外这个指标是动态变化的，所以目前只在原来曾有过流产或新生儿黄疸等病史的情况下用药降低效价，如果没有过，那么用药就没有意义，怀孕后动态监测即可。

癫痫病，病情对怀孕会有影响吗？

大多数癫痫患者经过合理的治疗可以和正常人一样生活、工作，但是怀孕以后，早孕期的妊娠反应，怀孕后的睡眠问题以及母亲机体负担的加重都有可能会增加癫痫的发作频率，另外有些孕妇因为担心药物对胎儿的影响会自行停药，造成孕期癫痫发作频率增加。90%的癫痫孕妇会生育正常的新生儿，但是这些孕妇发生早产及妊娠期高血压疾病的发生率会比正常人群高 2~3 倍；而且如果发作时间长，对孕妈妈会造成外伤，对胎儿来说有导致宫内缺氧的风险；服用抗癫痫药物的孕妇其胎儿发生先天异常的风险比正常人群高 1~2 倍。

使用抗癫痫药物会不会造成胎儿畸形？

每年都会有缺陷的孩子出生，抗癫痫药物最常见的致畸包括心脏畸形、神经管缺陷、唇腭裂和尿道下裂。所以这些孕妈妈在怀孕前一定要去做孕前咨询，有效的控制癫痫发作后再计划妊娠，如果可以停药，建议停药后 6 个月后计划妊娠，如果不能停药，要在医生的指导下选用对胎儿危险性小的药物。同时，孕前三个月每日服用叶酸 4 微克以减少叶酸代谢相关胎儿致畸风险。孕期一定要进行严格的产前筛查和诊断，排除胎儿先天发育异常。

我和孩子的爸爸都是近视眼，近视会遗传给宝宝吗？

近视是世界上最常见的眼病之一。目前研究认为，近视是一种受多因子调控，多细胞参与的复杂眼病，其发生发展受遗传和环境的共同影响，遗传因素起着稳定、持久的作用。研究调查的结果显示，近视程度越高，遗传度越高，父母双方均是高度近视（一般指600度以上），遗传给宝宝的近视几率非常大，若其中一方高度近视，遗传的几率降低一半左右；如果排除后天环境的原因，3~6岁的宝宝出现高度近视，多与遗传有关，属于常染色体隐性遗传病。所以爸爸妈妈都有高度近视的，应意识到宝宝会有遗传近视的倾向。

第六节　身体状况与优生

我35岁是高龄产妇吗？有哪些风险？

现在暂时将35岁及以上第一次分娩者划为高龄初产。因随着年龄增长，卵巢功能会减退，另外加上逐年增加的物理、化学刺激、病毒感染影响，会提高胎儿染色体异常，产生畸形的几率。在35岁以后怀孕，除了染色体异常的风险会增加以外，母亲发生各种妊娠合并症与并发症的概率也会上升，例如妊娠期糖尿病和高血压，流产、早产、死胎的风险也会增加，剖宫产的概率也会增加。但是这个增加是渐进性的，并不是在35岁以后就明显出现了拐点。相对年龄，生活习惯健康，饮食健康，保持锻炼，将体重控制在正常范围之内，才是降低发生合并症与并发症风险的关键。

高龄孕妈妈流产后如何进行备孕？

现在二胎政策放开后，有很多的高龄孕妇都在生，所以有人觉得年龄大不会有什么问题。但其实不是的，尤其是有一些原发疾病存在时，会使得母亲和孩子的风险都显著升高，因此应该做一个全面的检查。包括妇科的检查、白带培养、宫颈疾病的检查、超声的检查。如果有胎停育的病史，还应当加做一些其他的检查，例如血常规、尿常规、抗磷脂抗体系列、甲状腺疾病的检查等。完善了所有相关的检查和评估后，如果自身条件好就继续备孕，如果自身条件不好，该放弃的时候也要学会放弃，不要因为生孩子出现母儿并发症反而会降低生活质量。

患有糖尿病后还是否能够怀孕?

患者孕前糖尿病建议孕前进行产前咨询，根据医生评估病情给予良好的指导。

1. 糖尿病患者于妊娠前应确定糖尿病严重程度。严重的糖尿病患者一旦妊娠，对母儿危险均较大，应避孕，不宜妊娠。若已妊娠应尽早终止。

2. 器质性病变较轻、血糖控制良好者，可在积极治疗、密切监护下继续妊娠。

3. 从孕前开始，在内科医师协助下严格控制血糖值，确保受孕前、妊娠期及分娩期血糖在正常范围。

听说子宫肌瘤会增加流产率，需要保胎吗?

子宫肌瘤是女性最常见的妇科疾病。妊娠合并子宫肌瘤很常见，发生率大约为2%~10%。有研究发现，少数粘膜下子宫肌瘤可能会影响受精卵的着床和植入，从而导致少数患有子宫肌瘤的女性怀孕以后发生自然流产的风险略有增加。但同时也有研究并没有发现子宫肌瘤患者的自然流产率增加。也就是说现在对子宫肌瘤是否会增加自然流产率并没有定论，即使会增加，也只是一个很小的风险因素。因此没有必要也没有办法保胎，更不需要卧床休息。

子宫肌瘤怀孕后会不会变大，需要经常复查B超吗？

只有大约22%~32%的肌瘤在妊娠期体积会增大。如果增大，体积平均只会增大12%。况且即使增大，在孕期一般不会产生影响，也没有处理的办法。所以妊娠合并子宫肌瘤的孕妇，没有必要常规重复B超随访肌瘤大小的改变。只有在出现疼痛的情况下，需要随访检查是否有肌瘤变性或者带蒂肌瘤的扭转。

有子宫肌瘤可以顺产吗？

多数有子宫肌瘤的孕妇，若没有其他合并症是可以顺产的。在一些特殊情况下，比如有比较大的多发性子宫肌瘤时，肌瘤会影响宫缩的强度与力的方向，导致难产；有比较大的宫颈部位肌瘤时，可能会导致梗阻性难产。罕见情况下，子宫肌瘤还有一定的几率导致胎盘早剥。这些都可能增加剖宫产率的可能性，但是医生会根据肌瘤的情况考虑分娩方式的选择，没有必要自行因为子宫肌瘤而选择剖宫产。

有子宫肌瘤剥除史，可以顺产吗？

虽然没有大样本多中心的研究支持，临床上一般还是采取相对保守的做法，对于一般的肌瘤剥除术后的病人，如果肌层没有受到严重损伤的话，可以选择尝试顺产，只是会有一定的危险，医生会根据情况加强监护。如果上次剥除的肌瘤很大，进入宫腔或几乎进入宫腔，或者剥除了很多肌瘤的情况下，子宫肌层受破坏的程度就会比较大，一般建议在足月以后行选择性剖宫产。腹腔镜手术常用的电凝烧灼止血，用在子宫肌瘤剥除上会在子宫肌层中造成难以恢复的瘢痕。曾经做过腹腔镜肌瘤（特别是用过电烫止血的患者）剥除术的孕妇，在没有宫缩的情况下，于孕晚期甚至孕中期就发生自发性的子宫破裂的案例。有此情况的孕妇在备孕或早孕阶段应到产科检查，咨询风险。

能不能做剖宫产顺便把子宫肌瘤切了？

妊娠合并子宫肌瘤不是剖宫产的指征，不推荐为了切除子宫肌瘤选择剖宫产。现在临床上，除非是带蒂的浆膜下子宫肌瘤，原则上不在剖宫产的同时行肌瘤剥除术。在剖宫产同时行子宫肌瘤剥除术，易引起大出血，且术后发生感染的风险会增加。有经验的医生可能会在剖宫产手术中剥除一些易于安全剥除的小肌瘤，但是这不代表在剖宫产时进行子宫肌瘤剥除术是安全的。

生孩子后多久再次怀孕合适？

世界卫生组织推荐，在一次活产妊娠后（生下宝宝开始算），间隔大于 2 年、小于 5 年的时间再次怀孕是最为适宜的，可以在保障 2 年的哺乳期的前提下，获得最少的不良结局率。虽然研究显示间隔时间过短或者过长都会导致风险的升高，但是除了生孩子后 6 个月以内再次怀孕会明显增加风险外，影响并不大。

流产/死胎后多久再怀孕？

研究显示，发生流产或死胎后，再次发生类似不良结局的风险会大大增加。关于这些女性多久再次怀孕现在还存在争议，现在一般推荐至少等待 6 个月，人工流产同理。若上一胎发生子痫前期或是早产的话，建议等待至少 12 个月再怀孕。

剖宫产一年再次妊娠，孩子可以要吗？

剖宫产手术一年再次怀孕，并排除疤痕妊娠的话，成功怀孕到足月的几率还是很大的，但可能发生子宫破裂的几率较间隔 2 年以上的人群显著增加。是否继续妊娠要自己决定。

有人说，第一胎顺利剖宫产，第二胎有可能大出血，是真的吗？

说的没错，有剖宫产史的二胎妈妈可能会遇到这种情况。主要是剖宫产瘢痕妊娠，也就是胚胎刚好长在了上次剖宫产手术的瘢痕上。这时胎盘会侵入子宫肌层生长，如果不处理，可能会出现子宫穿孔、大出血、休克、感染甚至器官衰竭和死亡。所以剖宫产的女性最好在产后两年内严格避孕。

一次剖宫产就是疤痕子宫吗？

这是肯定的。简单的说，只要子宫肌层动过刀，都算疤痕子宫，就像手上被划一刀就会留下疤痕。剖宫产是最常见的疤痕子宫的原因，另外还有一些情况也会造成疤痕子宫：子宫肌瘤剥除手术；宫腔手术操作引起的子宫穿孔，比如人流、刮宫、取环放环等手术操作，这些操作本身不会造成疤痕子宫，但是如果出现操作失误，导致子宫穿孔，也是子宫疤痕的一种；子宫纵膈切开术，有时可能会造成子宫底部肌层的薄弱，这也是一种疤痕子宫。

是不是做过子宫肌瘤剥除手术的人都是疤痕子宫，怀孕的时候都有子宫破裂的风险？

子宫肌瘤剥除手术，造成的疤痕与子宫肌瘤长在子宫上的位置深浅有关系，有的情况下完全带蒂的肌瘤，只要剪掉蒂就可以，这类手术造成的疤痕可以忽略不计，但有的肌瘤长得位置很深，手术会切开肌层达宫腔，这个时候和剖宫产造成的效果差不多，还有一种是宫腔里的粘膜下肌瘤，可以通过宫腔镜手术切除，这时造成的瘢痕也不会有太大影响，所以子宫造成的疤痕和肌瘤的大小及深浅有关系，越深的肌瘤手术后造成的疤痕对子宫的影响越大。

民间有种说法“屁股大的女人好生养”，这种说法对吗？

这种说法只能说在一定程度上有科学道理。所谓“屁股大”，意味着孕妇的骨盆也可能会更大，在分娩过程中，骨盆相对较大的产妇的确比骨盆小的产妇更加易于生养。但是，“屁股大”和骨盆的大小也不能完全划等号。在分娩前，医生会对产妇的骨盆进行测量，根据测量的数据再进行充分的评估，确定是否存在骨盆异常的情况，然后再决定分娩的方式。

孕期选择什么样的运动方式比较安全呢？

孕期运动的方式有很多种，例如散步、做操、游泳等一些有节律的有氧运动都是可以的。其中，散步是相对安全并适合孕妇的运动方式，并且能增加人的耐力，对分娩有好处。妈妈在散步的同时也在刺激着宝宝的运动。散步时要注意速度，选择在空气流通、人少、环境好的地方进行；广播操也是比较适宜孕妇进行锻炼的方法，不过剧烈的跳跃和弯腰动作不要做，但可以增加一些活动手腕、脚腕的动作；游泳是很好的运动，可以减轻关节的负荷，促进血液流通，对宝宝的神经系统发育有积极的作用，不过游泳也一定要注意安全，要有人陪护，并且选择清洁的泳池游泳。

第二章 早孕期反应及对策

第一节　如何确认怀孕

生化妊娠是什么？应该怎么办？

生化妊娠指发生在妊娠5周内的早期流产，可检出血人绒毛膜促性腺激素（hCG）偏高至大于25mlU/mL或尿妊娠试验阳性，但因受精卵着床失败，超声检查看不到孕囊，出现人绒毛膜促性腺激素（hCG）降低及阴道流血。对身体影响不大，多数时候并不会察觉，与一次普通月经没有本质区别。

为什么有的孕妈妈怀胎十月，最后的结局圆圆满满，而有的孕妈妈在孕早期就出现流产？

造成流产的原因多种多样。一个正常的妊娠，首先需要准妈妈有健康的身体提供满足胎儿生长发育需要的一切营养与养分，正常的子宫为胎儿的生长发育提供温床，如果妈妈的子宫存在异常，比如子宫畸形、宫腔粘连等就会影响到胎儿的发育；其次母亲如果有严重的疾病，如严重的感染、内分泌失调、血栓疾病、自身免疫性疾病也会危及胎儿的生命导致流产；另一方面，胚胎本身必须正常才能茁壮成长，如果存在胚胎染色体异常或在胚胎发育过程中受到药物或各种应激等，也会导致胚胎出现问题；第三，准妈妈和胚胎要能进行有效沟通，胎儿身上有一半的信息来源于父亲，所以对于母亲来说是半个入侵者，母亲的免疫系统必须能识别并保护胎儿的发育，如果母亲识别系统障碍就会排斥伤害胎儿，导致流产。

先兆流产了，家里人一定要我躺在床上保胎，连吃饭，大小便又要在床上，这样对吗？

早就有研究证实卧床保胎并不能改变妊娠结局。首先应该明白自然选择的过程，如果胚胎本身发育异常，该流产的还是会流产，卧床休息根本不起作用，只是一种心理安慰。而且，长时间卧床会带来严重危害，可能导致深静脉血栓栓塞。卧床还会对患者及家属带来巨大的思想负担。什么情况下需要卧床休息？出现腹痛伴有较大量的阴道出血；合并绒毛下血肿并且伴有出血；做了宫颈环扎手术，或者因为子宫解剖学异常有多次流产和早产，这些情况下需要减少或避免过重劳动。所以，出现先兆流产的情况，首选是去医院进行检查，听从医生的建议。

早孕期有点少许阴道流血，需要住院保胎吗？

阴道流血是先兆流产的症状之一，但早孕期有一部分正常孕妇也会出现阴道少许出血的症状，一旦出现这种情况，孕妈妈会非常担心，要求住院保胎治疗。但实际上，早就有临床研究指出，先兆流产住院保胎和门诊随访的治疗是没有差别的，在家和住院治疗以及随访的原则也是相同的，所以不必太过担心，就诊后按照医生的医嘱进行观察治疗就行。

先兆流产，反复的抽血查hCG和孕酮，手臂上都是青一块紫一块的，有这个必要吗？

一些医生和患者有个不好的习惯，从怀孕就开始反复抽血检查hCG和孕酮。其实，对于正常的妊娠来说，没有必要抽血查hCG和孕酮，即使是保胎的病人，也没有必要反复抽血查hCG，虽然检查hCG可以帮助判断胚胎的一些问题，但是胚胎的好坏，是宫内还是宫外的金标准还是超声检查，做再多的hCG也没用。

怀孕早期，每周人绒毛膜促性腺激素（hCG）的正常范围值是多少？

孕早期人绒毛膜促性腺激素（hCG）的参考值范围跨度非常大，且不同孕周之间有很大范围重叠（比如，孕4周：5～426mU/mL；孕5周：18～7340mIU/mL，孕6周：1080～56500mU/mL），因此孕早期单次人绒毛膜促性腺激素（hCG）水平测量对评估胚胎发育状况意义不大。绝大部分正常的妊娠期间，人绒毛膜促性腺激素（hCG）水平会在48～72小时翻倍，因此孕早期人绒毛膜促性腺激素（hCG）的翻倍状况可以帮助推测胚胎宫内发育状况，在超声还看不到孕囊、胎芽、胎心等特征性的结构前很重要。人绒毛膜促性腺激素（hCG）水平极高或极低，及翻倍速度过快或过慢，说明当前妊娠可能存在问题，需要遵医嘱进一步检查。

早孕期如果有先兆流产的情况，是不是应该多做几次B超检查来了解胎儿的发育情况呢？

判断胚胎发育情况最可靠的手段是B超，可以清楚的看到孕囊的位置、大小，胚芽的大小，有无心跳，以及卵黄囊的情况。但是，胚胎的生长发育是需要时间的，早孕期反复的做超声检查，一方面会增加费用，增加麻烦，还会给孕妈妈自身带来心理压力，所以根本没有必要反复检查，原则上有必要的话 1~2 周复查一次即可。

保胎期间是不是一定要多吃有营养的食物才行？

网上会有很多保胎食物搭配的配方，或者保胎期间不可以吃的诸多食物的种类。实际上保胎吃的食物和平时吃的食物没有什么根本的区别，只要适量、均衡、多样化就可以了。

自然流产后要坐“小月子”吗？

健康人的自然流产的发生率实际上很高，达到了约 15%。只是一次的自然流产不需要紧张，甚至更多的情况下，不合格的受孕胚胎通过流产自然淘汰，对身体也没有比一次月经更大的创伤。一般出现自然流产后，有 2~3 次正常月经就可以准备再次怀孕了，除了遵循常规备孕的注意事项外，并不需要坐“小月子”。

自然流产了一次，要不要去看医生？

按照现在的临床数据来看，第一次自然流产的话，再次怀孕以后可以到成功分娩的概率在 85%左右，与没有自然流产史的结局差别不大。正常人群中，约有 1%~2%的人会发生连续 2 次以上的自然流产。连续 2~3 次流产的夫妻，再次怀孕到达成功分娩的概率会降至为大约 75%。如果有 2 次以上的自然流产，或年龄超过 35 岁的大龄妊娠，或一直有月经节律紊乱、严重痛经、内分泌紊乱的症状等情况，推荐去咨询医生进行检查，以排除及治疗影响怀孕的疾病。

第二节　排除宫外孕

什么样的人群容易发生宫外孕？

宫外孕是指发生在子宫腔以外的妊娠，宫外孕最常见的部位是输卵管，但也有少数会发生在腹腔，卵巢等地方。自然妊娠的妇女宫外孕的风险范围是1/300000~1/4000，接受体外受精的妇女风险高达1/100。有宫外孕病史的女性重复宫外孕的几率约为10%，在有两次或两次以上宫外孕的女性中，复发风险增加到25%以上，宫内节育器妊娠的宫外孕风险高达53%，所以上述女性怀孕后应当及早至医院排除宫外孕。

可疑宫外孕的孕妇应该选择腹部超声还是阴道超声？

经阴道超声检查是对可疑宫外孕患者最基本的诊断手段，并且可以明确诊断宫内妊娠。连续经阴道超声检查和（或）血清hCG值测定可以帮助明确诊断。病情稳定且有继续妊娠意愿的不明部位妊娠患者，可以重复经阴道超声检查和（或）随访血hCG以明确诊断并指导治疗。

早孕为什么要做B超？

早孕超声的目的就是妊娠的确诊：

1. 确诊您是否真的怀孕了，排外葡萄胎、卵巢颗粒细胞肿瘤等也可引起HCG阳性的疾病。

2. 您的孕囊是否待在合适的位置，排外宫外孕、宫颈妊娠、子宫疤痕处妊娠等。

3. 估测孕龄和预产期，因为不同的人排卵的周期会有所不同，所以早孕的 B 超可以明确孕龄，避免错误的估算预产期。

4. 明确是单胎还是双胎妊娠，并且明确双胎妊娠的绒毛膜性，这对于双胎妊娠来说很重要。

另外，早孕 B 超还会对卵巢和子宫的形态进行一次检查，以排除一些可能会造成严重后果的特殊情况，并指导以后的孕期检查。

怀孕多久做 B 超可以见到胎心？

如果平时女性月经比较规律的话，一般在停经 35 天左右（5 周）可以在超声上发现胎芽，有些患者可能会推迟至 40~45 天。胎心出现一般会比胎芽晚，大部分患者在妊娠 45~50 天（7 周）左右看到胎心，有些着床晚的患者看到胎心的时间可能会延迟。但是对于月经延迟的女性，要根据月经推迟的时间进行推算。

听说孕早期的胚胎很敏感，孕早期做 B 超会不会有影响？

目前没有诊断学超声检查对胎儿不良影响的报道。B 超检查的原理是利用超声波而非电离辐射，而超声波本身传导给胚胎的能量很低，加之实际的操作过程中超声探头不断移动，也不会产生热效应，不会影响到胎儿，也不会损伤孕妇的健康。阴道超声图像可准确描述扫查范围内的盆腔解剖，且检查安全、迅速、检查结果可重复。所以请您转变思想，接受早孕期必要的阴道超声检查。

在发现怀孕后什么时间做 B 超比较合适？

如果您没有腹痛、阴道流血等症状时，建议您 6~8 周（从末次月经第一天算起）再去做超声检查，因为检查时间太早，超声无法显示原始心管搏动，会造成不必要的恐慌。但是如果您感觉不适，那就请您立即到医院检查。

孕早期内裤有血点是怎么回事?

早孕期点滴出血很常见，约20%的女性会在早孕期出现点滴出血，其中最常见的是孕卵植入子宫内膜时引起的少许出血，通常不会超过2~3天。若有宫颈息肉受到孕早期激素水平变化的影响，或是有妇科感染，也可能会出现少量出血。对于点滴出血不必过于担心，大多数会自动停止且预后良好。但孕早期点滴出血也是宫外孕的典型症状之一，所以孕早期要常规做B超检查，排除宫外孕的可能。

什么是绒毛膜下血肿？是什么原因引起的，严重吗?

绒毛膜下血肿是有些孕妈妈在早孕期的常规超声检查中可能观察到的一个病理现象。它是由于绒毛膜出血以后，血液集聚在绒毛膜下和妊娠囊相间的区域。目前绒毛膜下血肿的病因和发病机制还不明确，但是绒毛膜下血肿与不良妊娠结局、多种妊娠并发症有关。

绒毛膜下血肿需要保胎吗?

超声检查是评估监测宫内绒毛膜下血肿的唯一诊断技术。不良妊娠结局及妊娠并发症主要与血肿的大小相关。早期妊娠发生绒毛膜下血肿的比率约为2%，若胎心正常，则90%以上可以被机体吸收，妊娠结局良好。只有约20%的绒毛膜下血肿可伴有阴道流血或下腹痛的情况，其余大多数并无明显的临床症状和体征。绒毛膜下血肿的治疗目前存在多种观点，有学者认为予以黄体酮等药物进行保胎治疗有疗效，但也有研究表明孕激素治疗没有明确效果。所以还是应当根据医生的建议来进行评估和治疗。

第三节　早孕期反应及对策

早孕反应会有什么表现？怎样做可以改善早孕反应的不适？

早孕反应主要表现为：食欲欠佳、恶心、晨吐、反酸、倦怠无力、嗜睡、精神不振。特点：停经6周开始，常发生在清晨，多数于停经10~12周后自然消失。减轻早孕反应的方法：保证充足的睡眠，忌熬夜，尽量吃干的食物，减少汤水的摄入；少食多餐，避免辛辣食物，吃些淀粉类食品，如饼干、馒头；给自己希望，一般于12周后自行缓解；放松情绪，避免紧张。

吐得很厉害，是妊娠剧吐吗？怎么办？

大约一半的孕妇在孕期会出现恶心呕吐的情况，孕早期（7~9周左右）最为明显。但其中只有0.3%~3%发展为妊娠剧吐。延误就诊或治疗不足可能会导致孕妇严重并发症，甚至危及母亲生命，被迫终止妊娠。一旦出现反复频繁的剧烈呕吐，难以进食、口渴、口唇干裂、极度疲乏、尿量减少、心慌脉搏快等症状，就要怀疑是或者即将发展为妊娠剧吐了。妊娠剧吐越早进行治疗干预越好，要及早就医。

为什么怀孕后出现尿频的现象，有时候甚至觉的尿失禁一样？

大多数孕妇在孕早期有尿频现象，到孕中期多可缓解，但在孕晚期会再次出现，而且会有夜尿次数增加的现象。缓解方法：放松紧张情绪；及时排空膀胱，白天多喝水、多排尿，晚饭后尽量减少喝水或饮料；从孕晚期开始注意做缩肛锻炼；如出现尿疼、尿道口烧灼感或腰痛、发烧，要及时就医。

为什么怀孕后感到腹痛、腰酸背痛?

孕早、中期下腹部会有隐痛或下坠感，类似月经前的征兆或痛经，特别是在起立或转身时；孕晚期会出现部位不定、时间不定、程度较轻发作短暂的腹痛或腹壁紧的宫缩痛（夜间明显）；从孕中期开始，会出现程度不同的腰背和膝踝关节酸痛。疼痛的缓解方法：放松情绪，正常生理现象，可自然消退；经常变换体味、姿势，避免长时间站立，侧卧位休息；准备一个有靠背垫的座椅或在下腹戴一个腹带；穿柔软舒适的鞋；适当运动，增加腰背肌力；如果疼痛加重或持续存在，去医院寻求帮助。

妊娠什么时期容易发生痔疮?

一般来说，孕中晚期是孕妈妈们发生痔疮的高发期。因为这个时期子宫增大到一定的程度，会对盆底静脉产生压迫，影响肛周的静脉回流，同时影响肠道蠕动，已发生便秘。而且孕中晚期孕妈妈们腹部负担加重，活动相对减少，也会诱发痔疮的发生。

孕妈妈们要如何预防便秘/痔疮?

痔疮可以是怀孕后首次出现或原有痔疮的复发或加重。缓解方法：清晨空腹时喝一杯温水，每天多喝水；多吃纤维素含量高的食物，如全麦食物、香蕉、蔬菜等，不过也要注意高纤维素食物应适量，过多食用高纤维素食物易引起肠胀气；养成定时排便的习惯；少吃辛辣食物；适度运动，避免久坐或久站，最好保持每天至少30~60分钟的运动；冷敷或热水坐浴可缓解痔疮肿胀、疼痛；保持肛周的卫生；坚持练习凯格尔运动可增加肛周部位周围的血液循环，强化盆底肌，减少痔疮的发生。

怀孕后出现白带增多是什么问题？

怀孕后阴道分泌物（白带）会出现增多、色淡黄的表现，属于正常的生理现象。注意事项：分泌物增多，同时伴有外阴瘙痒、腥臭、黄（绿）色或带血，豆渣或泡沫样，均说明有感染，要及时就医。生殖道感染的预防：穿着宽松的纯棉内裤；注意个人卫生，每天清洗外阴，换内裤；不要坐浴，不要阴道冲洗；既往有性病史或性伴侣感染，同房需使用安全套；白带异常要及时就医。

怀孕后会出现静脉曲张？

静脉曲张是孕妇的常见体征，主要因增大子宫的压迫和激素变化引起，常常出现在下肢和会阴部，分娩后缓解并逐渐恢复正常。除了孕妇感觉肿胀和不适外，不会对胎儿有任何不良影响。缓解方法：避免长期站立或压迫双腿；睡觉时尽量左侧卧位；选用弹力袜；每天坚持适度运动；控制体重在正常范围内；不要提过重的物品；坐、卧位休息时，尽量将双腿抬高，以帮助血液回流至心脏。

怀孕到四五个月后就开始腿抽筋，正常吗？

大多数孕妇从孕中、晚期开始出现症状，夜间常见。缓解方法：屈膝放松，使足背屈；轻揉痉挛肌肉；合理膳食，增加富含钙的食物；孕中期开始补钙，多种维生素和微量元素。

出现了水肿，该怎么办呢？

部分孕妇在清晨会有手指、手腕肿胀、手指发麻或疼痛的感觉，有部分孕妇会在午后出现踝部、小腿水肿，休息后可消退。这种现象与怀孕后期水钠潴留、血液循环效率降低有关。缓解方法：尽量怀孕后不佩戴戒指、手镯；清淡饮食；不要站立时间过长；睡眠时侧卧，可适当垫高下肢；如水肿在休息后无消退或是越来越严重，或体重以每周超过0.5千克的速度增长，或表现为眼睑等身体相对高的部位首先出现水肿，就应该警惕病理性水肿的可能性，应及时就医，寻求医生的帮助。

怀孕就一定会长妊娠纹吗？有什么办法改善吗？

妊娠纹是怀孕后出现在下腹部、大腿、臀部或乳房处的粉红色或紫红色波浪状条纹，在分娩后会变白、变淡。缓解方法：营养均衡，有利于改善皮肤的肤质、弹性，控制体重，不宜增长过多；轻柔按摩容易长妊娠纹的部位。

怀孕后脸上、鼻子上都变得黑乎乎的，是怎么了？

这是色素沉着的现象。怀孕后由于促黑素细胞刺激激素的分泌增多，黑色素增加，因此会导致孕妇乳头、乳晕、腹白线、外阴等处出现色素沉着，前额、鼻子和脸颊等部位出现妊娠黄褐斑，于产后会自行消退。缓解方法：尽量避免强烈的紫外线直接照射。

怀孕了为什么会长副乳？该怎么办？

副乳是一种正常的生理现象，在女性当中的发生率约为2%~6%。尚未怀孕时，副乳多数察觉不到。而在孕期和产褥期雌孕激素的刺激之下，副乳可能会变大，除了能摸到硬块以外，还会有不适感，虽然没有乳头，少数人还是会有乳汁透过皮肤渗透出来。对于症状不明显的副乳，原则上不需要特殊处理。而对于症状明显的副乳，一般采取保守处理。哺乳期症状重者，若想继续母乳喂养，可能需要对于明显增大并有乳汁分泌的副乳进行减压处理，把里面的乳汁定期吸出来。如果是症状过于明显，也可以考虑停止母乳喂养，回奶以后，副乳也会慢慢缩小并停止乳汁的分泌。如果副乳在停止母乳喂养以后依然增大或者是不适，出于美容的原因，可以考虑切除。

怀孕后就开始经常失眠，怎么办呢？

部分孕妇在妊娠晚期会出现难以入睡或睡觉醒来后难以继续入睡，这往往是由于肚中宝宝活动，对肚子胀大感到不舒服或对孩子的出生感到焦虑所致。解决方法：深呼吸，放松身体和思想；每天睡前温水浴或做些放松的活动；侧卧，头和膝盖下垫枕头。

第四节　早孕期其他并发症及相关问题

如何推算预产期？

不同的情况要不同对待，对一位月经周期规律，末次月经来潮日期记忆清楚的孕妇来说，按末次月经的第一天计算：月份减3，日数加7，月份小于3的加9，日数仍加7，即为预产期。如末次月经为2006年10月15日，预产期将为2007年7月22日。又如末次月经为2006年3月12日，则预产期将为2006年12月19日。以胎动计算预产期的方法，是从孕妇第一次感觉到胎动向后数20~22周，这种方法的准确性比由末次月经推算的方法误差更大。若月经周期不规律，或末次月经来潮记不清的情况下，要及早进行B超检查，通过胎儿孕周等情况帮助推算预产期。

支原体阳性对怀孕有什么影响？是否需要治疗？

解脲脲原体（Uu）和生殖支原体（Mg）是导致尿道炎的重要致病微

生物。目前的多中心研究结果表明，女性孕中期阴道解脲支原体的定植与胎儿低出生体重、胎膜早破及早产的发生无显著相关性。所以大多数临床研究认为不需要对孕期下生殖道检出 Uu 的患者进行干预和治疗。

解脲脲原体（Uu）阳性会导致流产吗？

目前有研究显示 Uu 可能影响精子活动度，但多项研究表明，男女双方生殖道 Uu 培养阳性对试管婴儿的受精率、异常受精率、卵裂率、临床妊娠率及流产率均没有明显影响，认为宫颈 Uu 阳性不影响体外授精及胚胎移植的妊娠结局。

RH 阴性血型，老公为阳性，想要宝宝需要注意什么，做些什么检查？

尽量第一次怀孕就保留妊娠，最好不要做人流，以免胎儿是阳性血，在第二胎时产生抗体。怀孕前做一次 RH 抗体筛查，如无抗体，妊娠开始后定期测试是否产生 RH 抗体，如产生应进行相应治疗，以预防溶血发生意外。另外最好在分娩前，自己到医院给自己备点血，以免产时用血，不好找血源。

为什么会出现母儿 ABO 血型不合？应该怎么预防和治疗？

ABO 血型不合是指母亲的血型是 O 型，丈夫是 A 型、B 型或 AB 型的情况下，孕期母亲的血液会通过胎盘与胎儿血液有少量交流，产生抗 A 或抗 B 抗体。下次怀孕若胎儿血型是 A 型、B 型或 AB 型，就可能出现母亲血液中的上述抗体攻击胎儿血细胞的情况，也就是所谓母儿 ABO 血型不合。在这其中，很小一部分胎儿会发生溶血，在出生后出现溶血症状（黄疸）。另外因为母亲会接触自然界中的一些类血型物质，在没有怀孕时就出现抗 A 抗 B 抗体，第一胎也可能出现母儿 ABO 血型不合。现在的处理方式是待胎儿出生，如果有溶血发生再行治疗，孕期处理没有意义，所以一般也不需要进行检查，仅把一些习惯性流产的病例作为一个怀疑的危险因素进行检查。

不小心被传染了流感，该忍着吗？

孕妇流感，可不能忍一忍就算了。妊娠和分娩 2 周内的女性是发生流感并发症的高危人群。中晚期妊娠妇女感染流感病毒后除发热、流涕、咳嗽等症状外，易并发肺炎，可导致胎儿宫内窘迫、流产、早产甚至胎死宫内。而且研究表明，妊娠女性发病 2 天内未接受抗病毒治疗的死亡率明显增高，反之，合理选择抗病毒药物治疗并没有增加早产、畸形等不良妊娠结局。因此，妊娠或者产后 2 周确诊或疑似流感时应尽早开始抗病毒治疗。

孕期得了流感可以吃“达菲”吗？

达菲（奥司他韦）对流感有确切的疗效，早期尤其是发病或与流感患者密切接触后的 48 小时内使用，可以使流感病程缩短，病情明显减轻，显著降低流感重症和死亡的发生率。目前对妊娠期使用达菲的孕妇进行的研究结果表明，流产和早产发生率均低，胎儿出生缺陷也与药物无关。但是达菲用于预防时仅作为使用流感疫苗的辅助措施，并不能代替疫苗。

妊娠期哪些抗生素是可以用的？

生病了，如果医生判断是细菌感染，是可以在确定不过敏的情况下使用一些抗菌药物的。如 β-内酰胺类抗菌药物，包括青霉素类、头孢菌素类抗生素；另外也可选用大环内脂类，包括红霉素、阿奇霉素类；林可酰胺类，包括林可霉素、克林霉素等；硝基咪唑类，包括甲硝唑。但妊娠期没有绝对安全的抗生药，应该在有明确应用指征，且患者受益大于风险的时候，在医生的监护下使用。

怀孕吃了两颗布洛芬，孩子还能要吗？

目前布洛芬是世界卫生组织、美国 FDA 共同推荐的儿童退烧药，也是成人镇痛药中常用的药物。研究表明，妊娠 8 周以后较大剂量的使用解热镇痛药，可能导致胎儿智力障碍和主动脉导管早期闭合，所以使用解热镇痛药的剂量多少是致畸的关键，且应避免在孕 30 周以后使用。小剂量服用对胎儿几乎没有影响，应当解除孕妇的心理阴影，否则焦虑情绪可能会导致胎儿发育迟缓或异常。

妊娠期发热，能用药物退热吗？

总体来说，相对于布洛芬类药物，对乙酰氨基酚是妊娠期退热镇痛的最佳选择。而且哺乳期使用对乙酰氨基酚和布洛芬都是安全的，但应避免长期大剂量使用，而且使用对乙酰氨基酚的同时要注意不要使用含有阿司匹林等其他成分的复方制剂。

孕期可以吃中药吗？

很多人认为中药对胎儿及孕妇无害，这种观念是错误的，临床工作中因为不正确服用中药导致流产、早产及死胎的情况很多，应避免服用滑利峻泄类、芳香渗透类、大毒类、攻破类、大热类等类型的中药。另外，由于中药成份不明，药材来源污染情况不定，效果和孕期服用的安全性没有临床试验的验证，在孕期最好尽量不要服用任何中药制剂，若要服用务必得到临床主管医生的指导。

妊娠期总是便秘，可以使用药物吗？

妊娠期用力排便可能会引起流产、早产等严重不良后果。便秘的解决办法一般包括非药物治疗和药物治疗，由于妊娠是一个特殊时期，因此应当选择合理的药物。治疗便秘的药物包括容积性泻药，如麦麸、欧车前，在妊娠期可以使用；渗透性泻药，如乳果糖，在我们国家是应用于治疗孕产期便秘常用的通便药物；润滑类泻药，如开塞露、蓖麻油，虽然本身没有毒性，但可能会刺激子宫收缩，妊娠期应该慎用；其他如比沙可啶之类刺激肠壁神经的药物，在妊娠期和哺乳期禁用。

孕期有哪些疫苗可以打，哪些不能打？在什么情况下要打疫苗？

甲肝疫苗是一种灭活疫苗，在妊娠期推荐用于有特定适应症的女性。例如有非法药物使用史、从事与 HAV 感染动物相关工作者、实验室接触 HAV 者、存在慢性肝脏疾病以及去甲肝流行地区工作或旅行的人接种。

乙肝疫苗适用于生活在乙型肝炎高发地区的孕妇。配偶或家庭其他成员查有乙肝病人或肝病毒携带者，或高度感染乙肝危险的工作者，发现自己怀孕后，如未接种乙肝疫苗应及时注射。

狂犬疫苗是一种灭活疫苗，孕妇一旦染上狂犬病，母子均难以幸免。因此，孕妇若被狗或其他动物咬伤，或在非流行地区被疑似“疯”狗类动物咬伤，有较高的感染风险时，建议注射预防性疫苗。

乙脑疫苗在孕妇缺乏充分的数据，大部分情况下，乙脑疫苗接种应延缓，但如果孕妇前往乙脑高风险地区，为预防起见，则应该接种疫苗。

百白破疫苗可以在任何时间进行接种，但为了确保胎儿能获得抗体，最佳接种时间为孕 27~36 周。如果孕期没有接种，建议在分娩后立即接种。新生儿可以获得母亲的抗体从而获得保护。

建议流感流行季节的孕妇全部接种灭活的流感疫苗，由于流感病毒的变异速度非常快，并且即使之前接种过，疫苗抗体会随着时间而减少和失效，所以推荐孕妇在备孕期和孕期的流感高发季节重新接种。但要注意减毒的流感疫苗不可以接种。

风疹疫苗有致畸作用，孕妇禁用。如果在孕早期感染风疹，以终止妊娠为好，避免发生流产和胎儿畸形。

带环怀孕怎么办？

利用宫内节育环避孕已成为目前育龄妇女主要的避孕措施之一，但有时因为节育环异位或脱落而可能造成意外怀孕。带环怀孕结局有以下几种：流产、早产或死胎；节育环位于胎囊外则对胎儿无影响，节育环套入胎儿颈部、躯干或四肢造成局部发育异常、甚至畸形。虽然有资料证明，带环妊娠的妇女可以正常分娩，这些孩子长大后也未发现有智力及身体的缺陷，但是带环妊娠目前对妊娠的近远期影响仍然是不明确的，也有专家认为带铜节育器可能会影响胎儿发育，因此从优生学的角度出发，带环怀孕者应尽早人工流产并取出节育环为宜。

外用避孕药膜、杀精剂避孕失败怀孕怎么办？

外用避孕药膜是一种半透明薄膜药膜放入阴道后，被阴道分泌物溶化成药液，杀精剂是同类杀精药物。这类药物对精子有很强的杀伤作用，从而达到避孕效果。当药膜未充分溶化或溶化时间超过半小时，有可能降低杀精效果而避孕失败。因药膜对精子有杀伤作用，怀孕后有可能造成胎儿畸形或功能缺陷，所以应尽早终止妊娠。

哺乳期怀孕还可以继续母乳喂养吗？

正常情况下是可以的。孕期哺乳不会影响大宝：怀孕以后母亲身体内的雌孕激素水平明显上升，但是进入到乳汁的很少，被大宝吸收的更少。母乳中的非常少量孕激素对大宝并无害处，而母乳喂养对大宝免疫的保护作用，以及母婴感情的纽带作用，对大宝的健康成长是十分重要的。孕期哺乳对怀孕没有危险：研究表明怀孕期哺乳不增加自然流产或早产风险，哺乳时释放的催产素的量远不足以诱发正规的宫缩，且子宫仅在临产前对催产素敏感。所以可以认为正常情况下哺乳期怀孕是安全的。

第五节　生活注意事项

怀孕了可以用蚊香、蚊香液、驱蚊花露水吗？

现在市售灭蚊产品主要有效成分是菊酯类，实际上包含菊酯类在内的所有合格家用灭蚊产品的成分本身都是对孕妇安全的。但是孕期，尤其是孕早晚期不要用燃烧型蚊香，其除了有效成分，额外添加的助燃剂定型剂等成分，燃烧后释放的成分不明，且燃烧释放的烟雾相当于严重的“二手烟”，不适合在孕期使用。推荐用电热蚊香液或电子灭蚊器替换。而驱蚊产品，现在市面上的产品主要有效成分是避蚊胺或派卡瑞丁，这些成分对孕妇是安全的，可以放心使用。

孕期可以用脚气药膏吗？

可以，脚气药膏主要有效成分是抗真菌的抗生素以及微量的用来止痒的糖皮质激素。局部涂抹的情况下，不论是抗真菌药还是糖皮质激素，通过皮肤进入血液循环的剂量都非常微小，对妊娠母儿都是安全无害的。但是所谓“中药浴”泡脚制剂，因洗护用品审批不严，有添加不明剂量成分的可能，且效果不会比抗真菌外用药剂好，不建议使用。

孕期可以喷香水吗?

香水中的成分对孕妇及胎儿的影响尚无临床数据证实，但是有一些动物实验提示，某些香水中的成分对胎儿有潜在的影响。所以孕期小心起见，可以减少香水的用量，或寻找标明孕期可以安全使用的不含合成香料及辅料成分的香水进行替代。

孕期和哺乳期可以使用化妆品、护肤品吗?

可以，但要注意选择合适的产品并按照正确的方法适量使用，从正规渠购买正规产品，对质量或者来源不确定的产品要避免使用。①唇膏可以按常规安全使用，即使含铅唇膏，由于含量微小，不会对妊娠构成影响，若不放心，市面上另有很多无铅唇膏可供选择。②美发产品在孕期使用应有节制，正常情况下，如果正确使用合格产品，且头皮完好无破损的前提下，美发产品中的化学物质吸收进入人体的量极低。但是，早期的动物研究发现，如果孕期大剂量接触某些存在于美发产品中的化学物质，比如苯二氨、氨基酚类化合物、乙醇胺等，可能增高畸胎的风险，所以美发从业者要做好安全防护工作，或在孕早期暂停从业。另外，标榜“纯天然”“植物染发”等特征的美发产品，与普通产品在安全性上没有任何区别，同样要节制使用。③尽量避免使用的：含有邻苯二甲酸二乙酯（DEP）的指甲油和喷雾发胶、含有维甲酸（Retinoids）的抗皱类护肤品、含有水杨酸（Salicylic acid）的祛痘净肤类产品等。这些成分有潜在的致畸风险，应尽量在孕期，尤其是孕早期避免使用，或使用不含此类成分的替代品。

孕期可以染发及烫发吗?

染发及烫发的成分复杂，剂量多变，染烫方式也有许多变化，现有研究只能说某些染烫产品中的成分对胎儿可能是有影响的。如果想染发，务必避开早孕期（孕14周以后），并尽量选择国际大品牌的正品染发剂，尽量避免与头皮进行接触。烫发因接触药剂时间很长，且不可避免地会吸入大量染烫剂，即使不在孕早期，也要尽量选择不与头皮长时间接触，烫发时间尽量短的烫发方式。

孕期可以用电热毯吗？

目前对孕期是否可以用电热毯存在争议，主要是担心睡眠中贴紧腹部导致局部过高的温度，在长时间下会影响胚胎，以及对“辐射”的担心。孕早期过高的温度对胚胎的影响，目前在动物实验和一些小规模临床调查中得到一定程度的证实，被认为是导致一些畸形和流产的一个危险因素。所以用电热毯要谨慎，尽量用空调、电暖气等替代，低档位使用，垫被褥毯子使用、缩短使用时间，避免直接接触腹部太久。电热毯不会发出电离辐射，非电离辐射远小于日光，不需担心“辐射”问题。虽然不当地使用电热毯可能带来一点风险，但是也不需要过分担心，即使提高危险性，也依然是微小概率事件。

孕期可以泡热水澡/蒸桑拿吗？

目前认为孕早期身体核心温度异常升高是导致一些畸形和流产的一个危险因素，这在动物实验和一些小规模临床调研中得到了一些初步证据支持。但是人类调节体温恒定的功能十分强大，加之子宫与腹壁间有数层血供充足的结构，孕囊很难受到非极端的外界因素影响，现在一般认为孕早期可以泡热水澡，只需要注意水温不要太高（水温不超过45℃，40℃以内最佳），连续接触时间不要太长（每次连续泡澡时间不超过约10分钟，桑拿不超过约15分钟，也就是说每泡澡或桑拿上述时间，到室温休息几分钟）即可。

怀孕早期要出门远行，应该怎么选择交通工具呢？

如果孕妈妈没有习惯性流产的病史，本次怀孕也没有出现阴道流血、下腹痛等流产先兆，可以放心的选择合适的交通工具出行。自驾车、火车、大巴，如果环境安静，能得到比较好的休息，是不会影响到宝贝的，飞机的环境条件更好，一般来说更加没有问题。但是如果旅行时间过长，甚至要在火车卧铺上过夜，或是要长时间的在崎岖颠簸的路面行驶，建议慎重出行。如果有习惯性流产的病史，本次怀孕也有阴道流血等不适，或者试管婴儿妊娠、子宫畸形等，建议还是安安心心在家不要长途旅行。

怀孕乘飞机出行安全吗？

目前的研究认为偶尔乘机出行不会增加不良妊娠结局。但是，对于有产科或内科并发症的孕妇来说，任何情况下都不建议乘机出行，其主要原因是乘机可能会加重病情。多数产科急症可能在孕早期或晚孕期发生，因此中孕期乘机相对安全。机舱内的环境变化，诸如湿度和气压的变化，可能会导致孕妇出现心率增快，血压升高，摄氧量下降，血栓发生率也会有所增加。目前大多数航空公司允许孕36周以下的孕妇乘机，部分航空公司要求提供孕周证明。孕妇乘机前，最好与相应的航空公司了解相关要求。

第六节　孕期饮食

孕早期去产检，医生就开始要求我控制体重，有必要吗？

妊娠期体重增加过多，超出妊娠期增重范围，称为妊娠期体重增加过度。会对孕妈妈造成诸多的不良影响。目前已经确定，肥胖是妊娠期糖尿病和妊娠期高血压疾病的高危因素。而且在分娩时，肥胖会增加剖宫产率及阴道难产、引产失败的风险。孕期超重和肥胖还会增加早产和产后出血的风险，因此孕期肥胖不是小事，应当从孕早期就开始合理控制体重增长，特别是那些孕前就肥胖的孕妈妈们对自己的体重控制应当更加严格。

怀孕期间可以喝咖啡吗？

孕期饮用咖啡的主要顾虑来自咖啡因摄入，因为大量咖啡因摄入可能增加流产、低出生体重、早产等风险。所以尽管孕期是可以喝咖啡的，但是需要注意适量，比如速溶咖啡，每日不超过 3 杯；或者现磨咖啡，每日不超过 1~2 杯，而浓缩咖啡尽量避免饮用。除了咖啡含有咖啡因，在茶、可乐、红牛等功能饮料里也含有一定的量，在摄入这些食品和饮料时，都要注意不要短时间大量摄入。

怀孕吃了转基因大豆油，会对宝宝有影响吗？

转基因作物生产的食品对其安全性没有影响，目前未有任何证据证明转基因食品在孕期存在健康风险，也无任何临床指导提出孕期禁止食用转基因食品。是否是转基因来源，不是孕期食物选择的考量指标。

素食主义者怀孕怎么吃?

素食者科学地调整饮食结构，是可以正常怀孕生产的，主要需要注意以下几点。①增加豆制品等蛋白类食物的摄入量，若可食用蛋、奶制品最好；②素食者易患缺铁性贫血，多食用富铁蔬菜等之外，可以服用铁剂；③注意补钙，必要时服用钙片；④补充 DHA 与维生素 B_{12}（素食者最容易缺乏）。

怀孕吃酱油会导致宝宝长大皮肤黑吗?

不会，宝宝的皮肤的颜色只与黑色素沉积水平有关，而黑色素的多寡只和遗传与晒太阳多少相关，孕期吃深色食物与宝宝肤色没有任何关系，也没有任何会让宝宝皮肤变白的食物。

孕期吃黑芝麻会让宝宝将来头发好吗?

宝宝的头发只与遗传因素及出生后的营养状况相关，孕期吃或不吃什么都不会影响宝宝将来的头发质量。

有人说孕期多吃水果生出来的孩子才会水灵灵的?

目前最新的研究发现，孕期吃水果的量，会影响生下孩子的认知功能和适应能力。按照计量单位换算后，孕妇每天大约吃新鲜水果 600 克左右可以达到一个比较好的提升婴儿认知能力和适应能力的效果，并且不需要非常贵的水果，最常见的番茄，橙子这类足以。

有些人说，怀孕吃螃蟹会流产，吃兔子孩子会得兔唇，这些是真的吗?

怀孕后，孕妈妈受到的约束真不少，但是以上这些说法都是没有事实依据的。但是孕期饮食确实需要多加注意，有些食物有危险最好不要碰，具体来说分为以下几类：第一类，李斯特菌高风险食物，包括冷的加工肉如午餐肉、火腿、生海鲜（如刺身)、沙拉、软质冰淇淋、软质奶酪、鹅肝酱等，这些食物都是李斯特菌的高风险食物，一旦感染可能增加流产、早产甚至胎儿感染死亡的风险；第二类，沙门氏菌高风险食物，包括没煮熟的各类芽，如黄豆芽、绿豆芽等，溏心蛋。一旦感染容易出现恶心、呕吐、腹痛腹泻、发热等不适，严重时也会导致流产及早产；第三类，动物源性维A食物，如动物肝脏、鱼肝油，如果摄入过多的动物源性维生素A，可能导致胎儿畸形；第四类，含咖啡因的食物，如咖啡、茶、可乐、巧克力等。咖啡因会增加流产，死产的风险；第五类，酒精类食物，包括各种酒，可能造成胎儿生长发育异常，流产、早产等风险。

第三章 早孕期的系统检查

第一节　病史等询问及建档

产前检查、产前筛查和产前诊断是一回事吗？

答案是否定的。产前检查是怀孕以后，每一位孕妈妈怀孕后都应该到医院进行常规的产科检查。产前检查的目的是为了及时发现母亲和胎儿的异常，及时作出相应的处理，比如询问病史、体格检查、抽血化验和超声检查等。产前筛查主要是针对胎儿畸形进行筛查，旨在筛出有诸如唐氏综合征或其他染色体异常的高风险的孩子，大排畸和无创 DNA 也属于这一类筛查。另外，针对母亲的并发症也有一些产前筛查，如妊娠期糖尿病、妊娠期甲状腺疾病等；产前诊断是对产前筛查有异常的情况下，采用绒毛活检、羊水穿刺、脐带血穿刺等方法来获得胎儿组织，进行细胞遗传学和分子遗传学的检查。

产前检查的次数及孕周应如何安排？

一般而言，产前检查的时间安排是由产前检查的目的来决定。我们国家推荐的产前检查的孕周分别是：妊娠 $6\sim13^{+6}$ 周，$14\sim19^{+6}$ 周，$20\sim23^{+6}$

周，24~28 周，30~32 周，33~36 周，37~41 周。有高危因素的孕妇，医生会根据情况酌情增加产检的次数。

早孕期的产检时间和产检项目有些什么呢？

早孕期是指停经到怀孕 12 周左右。早孕期的产检有两次，第一次产检应该在停经 6~8 周做，主要是对孕妇全身健康状况的评估，寻找可能影响怀孕的潜在因素，计算预产期和孕周，内容包括：身高、体重、血压、心率、血尿常规化验、肝肾功化验、一些感染指标检查、心电图等；第二次产检在孕 12 周左右，这次产检非常重要，在这个孕周会做一项重要的超声检查，即“NT”（胎儿颈后透明带），该结构间接反映胎儿有无染色体异常的可能，另外对于月经周期不准确或者忘记末次月经时间的孕妇来说，这时测定的胎龄对预产期的计算也非常重要，所以一定不要错过。

超声是什么？为什么我们能用来检查胎儿？

超声是一种以声波形式存在的能量。它是由一个传感器，也就是我们说的探头，将声波发射至体内，这些声波一旦遇到人体组织就会反射，如同回声一样，之后传感器就会接收到这些反射波，不同的人体组织接收的反射波都不一样，通过仪器就能将这些反射波进行分析，并且在显示器上成像，就得到了所谓的超声图像。

孕期行那么多次超声检查，会对宝宝造成不良影响吗？

目前没有证据证明超声对胎儿的生长发育有害，超声波在生物体内传播时，可引起生物体的功能、结构或状态发生变化，这便是超声生物效应。所引起生物效应的轻重程度，主要取决于超声剂量的大小和检查时间的长短。现在用于临床诊断的超声检查仪的剂量和检查时间均处于非常安全的范围之内，对人体的影响几乎可以忽略不计。也没有发现超声检查和先天缺陷、儿童期肿瘤或是发育障碍有任何的联系，所以才将超声检查作为孕期的主要影像学检查手段。不过，也有医生担忧可能存在未被发现的风险，所以在没有任何疾病的情况下，不推荐孕妇频繁的进行超声检查，也不推荐非医学需求而能量更高需要时间更长的三、四维超声。

医生在行超声检查时抹在腹部的黏稠胶状物是什么？会造成过敏吗？

该胶状物是耦合剂，目的是使探头与皮肤之间良好接触，有一定润滑作用，有利于声波的传导并提高成像质量。耦合剂是水溶性液体，对人体无毒、无害，检查后擦净或用温水清洗即可，一般不会造成过敏反应。

妇产科超声的检查方式有哪些？

妇产科超声的检查方式有两种：经阴道和经直肠的腔内超声和经腹部超声。具体选用哪种方式应该遵循不同的检查目的进行选择，应遵循医嘱进行。

经腹部超声检查时应该注意的事项有些什么？

经腹超声检查时，尽可能穿宽松的衣服，以方便暴露腹部。经腹超声检查一般需要憋尿，使膀胱充盈，以便于超声医生更好地观察盆腔结构，如卵巢、子宫等。在检查时，医生会要求暴露整个腹部，在皮肤上涂上一种有利于声波传导的胶状物。医生会拿着探头，在腹部移动进行检查，医生为了能显示深部观察部位会施加一定压力，如果感到不适可以大胆和医生沟通。

经阴道和直肠超声检查时的注意事项有些什么？

经阴道和直肠超声时，尽可能穿便于穿脱的下装和鞋子，检查需要排空膀胱，它的探头是棒状的，在检查的时候，医生会在其表面套上一次性乳胶套，并用皮肤黏膜消毒剂消毒，以防止病原体感染。

确诊宫内孕以后是不是再也不用行阴道 B 超了？

具体情况请根据医生的医嘱进行，例如，如果要测量宫颈的长度来诊断宫颈机能不全，那么必须行阴道超声；孕晚期诊断前置胎盘时也最好行阴道 B 超；如果怀疑前置血管时一定要行阴道 B 超，等等。总之，要具体视检查目的而定，而您要做的就是遵循医嘱，积极配合。

怀孕做产检时，为什么医生要让做心电图呢？

心电图是反映心脏兴奋的点活动过程，对心脏的基本功能及病理研究具有重要的参考价值。孕期孕妇的血容量会增加，心脏的负担也会随之增加，所以常规检查心电图，主要是看心脏有无病变，能否承受本次妊娠。

怀孕验血常规、尿常规有什么意义呢？

血液检查是产前检查中的一个常规项目。通过血常规的结果可以让医生了解许多信息，例如有没有贫血，贫血可能的原因是什么？有没有炎症感染，凝血功能是否正常，等等。尿常规在孕期也会多次检查，其主要目的是检测是否有蛋白尿的迹象，这项指标是一种严重并发症——妊娠高血压疾病的重要征兆之一，检查结果能够为医生提供重要信息。

为什么验尿化验单上蛋白质、上皮细胞和白细胞高?

如果没有其他相关的临床症状，小便常规检查中的蛋白质和白细胞阳性多数是留小便时的阴道、阴道口和尿道口周围的分泌物污染所造成的。这在临床上是一个常见的现象，医生会根据情况进行判断，无须对检查结果过分担心。另外，在留尿时提前用湿纸巾进行清洁，有利于减少这种检验偏差，提高检验的价值。

为什么化验单血白细胞高?

怀孕以后白细胞总数升高是正常的，多数孕妇的白细胞都会升高，一般会在 $5\sim12\times10^9/L$，有时会达到 $15\times10^9/L$，此范围内的变化绝大多数是正常的。主管医生会根据感染的症状和体征，以及其感染指标的变化进行判断。如果没有给出处理方案，就说明是生理性的，不需额外担心。

为什么验血很多指标有减号?

怀孕后，尤其步入孕中后期，因为维持孕育的需求，身体的血液等体液总量会增加，身体的代谢改变常常跟不上此量的增多。于是以肌酐为代表的很多指标会发生下降，这是生理性的，如果主管医生没有进行针对性处理，就说明是只是生理性改变，不需要额外担心。

怀孕为什么要检查肝肾功能?

一方面检查可以及时发现孕妈妈有没有肝炎、肾脏疾病，而且怀孕后，母亲和胎儿两条生命都在不停的进行着新陈代谢，产生的毒素和废物量大大增加，这些物质将要被送到母亲的肝脏进行处理后再排出体外。如果母亲的肝脏功能发生异常，解毒能力下降会造成母亲和胎儿的损伤，而且不能有效合成机体需要的各种蛋白质，会影响其他器官的功能，还会造成凝血功能的异常，在分娩时极易发生大出血，威胁母亲的生命安全。

为什么孕期胆固醇高？

妊娠的维持需要很高的雌激素和孕激素水平，而胆固醇是合成雌激素和孕激素的主要原料，加之胆固醇对于胎儿的大脑和器官的发育很重要，身体会吸收和合成更多的胆固醇，在血液中维持一个较高的胆固醇含量，所以孕期查血显示胆固醇水平有一定升高是正常的。胆固醇水平常在中孕期开始明显升高，在孕晚期达到高峰，分娩 4 周后回落到正常水平。怀孕以后，胆固醇的水平通常会增加 25%～50%，其中高密度脂蛋白（HDL）的水平升高更加明显，低密度脂蛋白（LDL）升高的水平没有 HDL 明显。这种程度的升高是正常的，即使化验单上显示加号，只要主管医生没有给出相应处理，就说明是生理性的，不需要额外担心。如果升高程度严重，超出了正常孕妇的水平，医生一般会在排除特殊问题的情况下给出一定的生活建议，如少吃油炸及鹅蛋等含胆固醇丰富的食物，多运动等。

TOUCH 五项是什么？

TORCH 一词是由多种引起宫内感染的微生物和病毒英文名称的第一个字母组成。T 是弓形虫的字头（Toxoplasma），O 是其他原微生物（Others），R 是风疹病毒（Rubella. virus），C 是巨细胞病毒（Cytomegalo. virus），H 是疱疹病毒（Herpes. virus）。TORCH 感染是引起新生儿出生缺陷的重要原因之一。

TORCH 筛查能诊断出出生缺陷吗？

不能。TORCH 筛查是对孕妇感染的诊断，而不是对胎儿感染的诊断。

筛查是在孕妇中筛选出患有某种病毒的高危感染者，对这些高危感染人群进一步做胎儿感染的诊断，对胎儿或孕妇进行干预，达到预防和治疗的目的。

TORCH感染的特征是什么？

母婴传播，早孕期感染主要造成胎儿的危险，晚孕期感染导致新生儿危险。孕妇无症状或症状很轻。病毒感染会通过产道或母乳感染新生儿引起新生儿多器官、多系统的损害。但孕妇感染不一定造成胎儿感染。TORCH-IgM阳性的孕妇，不能仅凭一次检测结果就决定终止妊娠，应进行进一步的检查帮助诊断。

怀孕为什么要做血红蛋白电泳的检查？

地中海贫血是世界上最常见，发病率最高的一种单基因遗传病，主要的病因是由于基因突变引起存在于红细胞内的珠蛋白链合成异常，使一种或几种珠蛋白数量不足或完全缺乏，因而红细胞易被溶解破坏，发生溶血性贫血，最常见的有两类，α和β海洋性贫血。这种疾病最有效的预防手段就是进行产前诊断和遗传咨询，所以怀孕后医生会建议准爸爸和准妈妈同时进行筛查。

什么是ABO血型抗体效价检测？

ABO溶血是母婴血型不合溶血中最常见的一种，主要发生在母亲O型，胎儿A型或B型，其他血型较少见。这是一种同族免疫性溶血。在怀孕时或分娩时有位数不等的胎儿红细胞进入母体，母体所产生的抗体通过胎盘进入胎儿，胎儿对此抗体具有免疫敏感性而得病，引起胎儿体内溶血。所以孕妇在产前检查血型，及早了解胎儿情况，并对O型血的孕妇进行抗体效价的测定，尽早准备好新生儿溶血症的各项监测措施。

孕妇一定要检查艾滋病和梅毒吗？不检查可以吗？

医院里所有的有创操作都要检查三项，包括：艾滋、梅毒、丙肝，这是国家的强制规定。这样做一是为了排除医源性传播的可能，只要在进行医学操作之前都要进行排查，孕妇在分娩的时候肯定也是要接受医学操作的，因此必须进行检查；另外，如果检测发现是 RPR/HIV 阳性，也可以尽早接受治疗，不但对母亲的健康有利，也会大大降低胎儿感染艾滋、梅毒的可能性。

为什么怀孕了医生让做妇科检查？会不会有什么危险？

首先，最好在备孕时即进行一次妇科检查。早孕时做妇科检查是用来诊断早期妊娠的方法之一，还可以发现阴道及宫颈有无炎症、赘生物、肿瘤或畸形，取白带化验可以发现有无感染。另外，妇科检查可以早期发现子宫畸形，如残角子宫或双子宫妊娠等影响母婴结局的疾病，发现异常可以及早治疗和制定正确的分娩方案，避免出现梗阻性难产，杜绝因子宫破裂而造成孕妇及胎儿生命危险的情况发生。妇科检查还可以了解子宫的大小，判断是否符合妊娠月份，以便准确推算预产期。总之，如果孕妇怀孕前未行妇科检查，怀孕后可根据医生建议进行妇科检查，风险极小，作用很大，医生会根据状况权衡风险，不需担心妇科检查会引起流产。

怎样算是甲减，有哪些害处，怎么办？

中国妊娠期临床甲减的患病率在 1.0%左右，妊娠期临床甲减诊断标准是：血清 TSH ＞妊娠期参考值的上限 97.5th，血清 FT4 ＜妊娠期参考值下限 2.5th；妊娠期亚临床甲减的诊断标准是：血清 TSH ＞妊娠期特异参考值的上限97.5th，血清FT4在参考值范围之内2.5~97.5th。研究显示，妊娠期临床甲减会增加早产、低体重儿、死胎和流产等妊娠不良结局的风险，对胎儿神经智力发育也可能有不良影响。因为可能会产生较为严重的后果，一旦确诊妊娠期临床甲减，应该进行药物治疗，严格遵循医嘱服药，定期复查。亚临床甲减的治疗应当由医生视情况而定。

甲状腺抗体阳性会增加流产的几率吗？

内分泌系统疾病是导致自发性流产的高危因素，这一点是共识，例如，未经控制的糖尿病孕妇，自发性流产的几率非常高。甲状腺相关抗体与流产的关系也有较多研究，但是遗憾的是，由于机制尚未阐明，因此，TPO-Ab和/或Tg-Ab阳性与自发性流产之间的因果关系至今尚未能确定。

甲状腺抗体阳性与孩子出生后缺陷有关吗？

目前，部分研究结果认为甲状腺抗体阳性与围产期死亡有关，也有研究认为甲状腺抗体阳性与胎盘早剥、新生儿呼吸窘迫综合征、母亲产后抑郁有关。有少量研究认为母亲抗体阳性，孩子儿童期的智力发育和认知功能下降。但目前这一问题尚无明确的定论。

怀孕期间患了细菌性阴道炎应该治疗吗？

阴道炎是不同疾病引起的多种阴道黏膜炎性疾病的总称，妊娠期阴道炎如果不及时治疗，将可能导致胎儿宫内感染、胎膜早破、早产甚至死胎等一系列危害。根据感染的病原菌种类不同，需要的治疗方法也不同。如果妊娠期感染了细菌性阴道炎，不管有没有症状，只要诊断明确都是需要进行治疗的，尤其是那些有症状的患者更应当接受治疗。

妊娠期间经常发作霉菌性阴道炎，非常难受，应该怎么办？

霉菌性阴道炎又称为假丝酵母菌阴道病，妊娠期间推荐采用局部低剂量的唑类药物治疗，例如咪康唑栓剂或克霉唑片剂，但最好不要采用口服药物进行治疗。

第二节 早期唐氏综合征筛查

唐筛是只筛查唐氏综合征吗？

很多孕妈妈知道唐筛检测是筛查唐氏综合征（21-三体综合征），但其实产前血清学筛查不仅仅筛查唐氏综合征，还可以筛查18-三体综合征、13-三体综合征和神经管缺陷。不论是早孕还是中孕唐筛筛查出高风险人群，还需进一步检测来进行确诊。

夫妻都正常，家里也没出过唐氏儿，为什么要唐氏筛查？

唐氏综合征的发生是细胞减数分裂错误导致的，95%左右的唐氏综合征患者父母没有家族病史。与父母染色体结构异常有关的仅占大约5%。所以不论是否有家族史，只要是怀孕，发生唐氏综合征的几率就是有的。35岁以下的正常孕妇发生唐氏综合征的风险约为1/700～1/800。

是不是所有唐氏高危的人生出来的小孩都不正常，比例大概是多少？

要明白产检时所作的唐氏综合征的筛查，只是划分出一个高危孕妇人群，而无法对胎儿是否是唐氏综合征作出诊断。也就意味着在高风险人群中有相当一部分胎儿是正常的，在低风险人群中也有少部分唐氏综合征人群是会被漏诊的，这是技术的客观限制，高风险人群需通过进一步羊水穿刺才能确诊。

双胞胎能做唐氏筛查吗？

目前唐氏综合征的血清学筛查方法本质上是一种统计方法，是基于大量的孕妇人群数据基础上建立起来的，现有的人群数据均来自单胎孕妇，对于双胎和多胎目前并没有相应的数据库，所以双胎及多胎孕妇一般不推荐做现有的唐氏筛查。孕 11~13 周通过 NT 检测联合血清筛查进行风险评估是目前推荐的方法。

既然唐氏筛查的检出率并不那么高，为何不直接做无创？

中孕唐氏筛查的检出率大约为 70%，早孕唐筛查的检出率大约为 85%，仍然存在假阳性和假阴性。但现在依然把唐氏筛查作为常规检查，主要是因为它检测方法简单经济、安全无创，能够覆盖几乎全部人口，作为一种筛查手段能减少很多漏检病例的发生。而跟无创相比，唐氏筛查更方便便宜，这是无创无法取代的。

早期唐筛准确率有多少？和中期唐筛哪个准？

目前国内开展的数据来看，早期唐筛的检出率高于中期唐筛，假阳性率低于中期唐筛。早期唐筛的检出率在 85%左右，假阳性率在 3%左右；中期唐筛的检出率在 65%~75%，假阳性率在 5%~8%左右。

什么时候能够听见胎心？

妊娠 12 周用多普勒胎心听诊仪可以探测到胎心；妊娠 18~20 周能用一般的听诊器经孕妇腹壁听到胎心。胎心似钟表的“滴答”声，正常胎心每分钟 110~160 次。

怀孕 12 周 B 超未见四肢是不是发育畸形？

孕周 12 周时胎儿尚小，四肢还很不明显，同时受到体位等因素影响，B 超单上说胎儿四肢分辨不清是很常见的现象，大多数这个孕周的胎儿都是这样，不需要担心。

怀孕期间如果 B 超检查没有发现异常是不是孩子就一定是正常的了？

生活中有些孕妈妈认为产检只要看了 B 超没问题就行了，觉得 B 超是万能的，这种观点是错误的。B 超虽然被认为是“形态排畸金标准”，但是仍然会有漏网之鱼。因为 B 超会受到很多因素的影响，例如 B 超设备的分辨率是有差异的，B 超医生的技术水平也有高低之分；胎儿在宫内的体位也会影响结果，如果体位不配合也会无法看清楚结构的异常；B 超检查的是胎儿形态的变化，对于功能的异常是无能为力的，而且畸形形态的改变越大，能检查出来的几率就越高，而一些细小的畸形如手指脚趾，耳朵形状等一些细小的畸形就很难筛出；最后，孕妈妈的身高、体重、腹壁脂肪厚度、羊水量等都会影响 B 超的检出率。所以要想做到 100%的检出是不可能的。

第三节　早孕期糖尿病初筛

妊娠期糖尿病严重吗？会导致哪些危险？

妊娠期糖尿病会导致巨大儿的发生率升高，围产儿并发症和死亡率也会升高，还会导致其他母体并发症的发生率上升。如果控制血糖效果不好，会导致很多危险。但是妊娠期糖尿病在临床上并不经常导致严重的后果，因为对妊娠期糖尿病的控制难度并不大，只要依从性好，大多数孕产妇是可以收到良好的效果的。

妊娠期糖尿病的控制需要注意什么？

简单来讲，控制妊娠期糖尿病的原则是管住嘴、迈开腿。管住嘴主要是控制碳水化合物类，包括主食、点心和含糖分的饮料等，主食少吃，粗细搭配，甜点饮料尽量不吃。多吃蔬菜类，蛋白质的摄入要足量，但是也不要成为主餐。脂肪类食物适当摄入，不要太多，满足孕期营养需求即可，少食多餐。而迈开腿是指要保证每天一定的运动量。对于孕妇来讲，最便捷经济安全的运动方式是走路，至少每天能保障走路 30~60 分钟。可以由散步逐步过渡到快步走。孕期运动不要太疲劳，有明显的心跳加速和出汗的感觉，就可以算是一次有效的运动了。有条件的话可以做游泳、走椭圆机、练习孕期瑜伽等有氧运动。

查，所以NT仅仅是间接诊断胎儿异常的一个标记。这样说吧：NT检查不仅是早孕期唐筛的重要部分，还能筛查出异常可能性较高的胎儿，并且对胎儿孕妈没有危害。建议孕妈们把握时间，不要错过，过了这村可就没这店了。

第五节　早孕期的其他异常

卵巢囊肿需要治疗吗？

在孕期，如果没有腹痛等异常情况，卵巢囊肿一般不需治疗。卵巢囊肿在孕期的严重并发症是扭转，而扭转引起的腹痛十分剧烈，不会混淆，应当及时就诊。

宫颈息肉出血对母亲和胎儿会有影响吗？

息肉少量间断出血，没有关系，对母亲和胎儿都不会构成影响，可以观察。若出血量大，持续时间长，可能会造成贫血或感染，可到妇科进行手术治疗，手术很简单，风险很小。

什么是宫颈机能不全？宫颈机能不全的症状是什么？

宫颈机能不全是指孕中期宫颈无痛性扩张至妊娠不能维持到足月，是导致复发性晚期流产和早产的主要病因之一。宫颈机能不全在非孕期及孕早期可无明显症状，典型的临床表现是孕中期或孕晚期出现无痛性宫颈缩短、扩张，可伴有妊娠囊膨出、胎膜早破，出现孕中期流产或早产。

有过2次孕5个月流产的病史，医生诊断为宫颈机能不全，现在又怀孕了，从早期就卧床休息可以避免流产或早产吗？

宫颈机能不全的治疗方法主要有保守治疗和手术治疗。保守治疗包括卧床休息、减少活动、禁止吸烟、禁止性生活，应用黄体酮制剂、宫缩抑制剂及非侵入性子宫托治疗。其中卧床休息是产科医生常常建议的一种辅助治疗方法，但研究表明卧床休息未明显减少早产率。

宫颈机能不全该怎么进行预防呢？

对于宫颈机能不全，在既往无妊娠史女性目前尚无有效的筛查手段。从流行病学的角度，应减少后天性导致宫颈损伤的因素，如应减少宫颈疾病手术率，避免宫颈锥切等手术损伤，加大对避孕及流产知识的科普和教育，减少非必要性的流产。当反复发生孕中期流产或早产时应及时诊治，避免再次的流产或早产。

第六节　绒毛穿刺及特殊产前诊断

什么是绒毛穿刺？

目前穿刺诊断的技术主要有三种，分别是绒毛穿刺、羊水穿刺和脐带血穿刺。绒毛穿刺是通过穿刺获得胎盘组织来进行唐氏和其他染色体异常的诊断，手术时间一般在孕早期（孕11~14周），但由于绒毛穿刺出现阴道流血、子宫持续收缩，流产的风险高于羊水穿刺，一般选择在孕16~22周进行羊水穿刺更合适。

第四节 NT 筛查

大家都说早孕期检查 B 超时 NT 很重要，什么是 NT?

NT（nuchal translucency）的全称是颈项透明层厚度，指胎儿颈项背部皮肤与筋膜层之间软组织的最大厚度，反映皮下组织内淋巴液体的积聚。妊娠 14 周之前，胎儿淋巴系统未发育健全，少部分淋巴液聚集在颈部淋巴囊或淋巴管内，形成 NT。遗传、解剖结构异常或感染导致淋巴回流障碍是 NT 增宽的原因。有报道称早期 NT 增宽者约 10%合并染色体异常，包括 21-三体、18-三体和 13-三体等。另外，一些胎儿心脏畸形、胎儿水肿、胸腔占位病变等非染色体异常疾病也会出现 NT 增宽。

为什么只有早唐测 NT 值?

NT 是胎儿颈项透明层厚度，它是胎儿一些畸形的影像学软指标。一些胎儿染色体及其他异常与 NT 的厚度相关。随着胎儿长大到了中孕期，透明层通常会消退，测量 NT 的最佳孕周是 $11\sim13^{+6}$ 周，13 周以后胎儿体位的原因，难以获得理想的检查平面，准确测量 NT 的成功率降低，加之 14 周后淋巴系统发育完善，NT 消失，所以超过 14 周就不再测定这个数值。

NT 的具体检查时间?

NT 是有非常严格的检查时限要求的，应在 11^{+6} 周 $\sim13^{+6}$ 周，也就是胎儿的头臀长在 45~85 毫米进行检查。

为什么早孕 NT 检查很重要?

NT 值被认为是筛查 21-三体综合征、18-三体综合征、13-三体综合征以及 Turner 综合征最常见、最有效、敏感性及特异性最高的超声软指标。此外，还与心血管系统畸形、自然流产、双胎输血综合征、心脏畸形、神经精神疾患、遗传综合征、巨大胎儿、儿童发育迟缓等相关。所以孕妇应及时进行早孕期 NT 筛查，并根据筛查的结果进行产前指导和胎儿评估。另外在行 NT 检查时超声医生会对胎儿的大体结构进行初步检查，可以排外一些明显畸形，如无脑儿、露脑儿、胎儿全前脑、胎儿四肢缺如、腹裂、心脏外翻等。

NT 有没有正常的参考值？是不是宝宝的 NT>3 mm的宝宝就问题要终止妊娠了?

NT 检查是早期发现胎儿异常的一种有效的影像学方法。厚度增加，只是发生胎儿异常的可能性也增加。NT 增厚越明显，胎儿异常机会就越高，异常程度也越严重。NT 值正常，亦不能说明没有问题。值得一提的是，约 80%~90%的 NT 异常胎儿是一过性病变，即如果胎儿没有任何染色体或心脏等问题，即便 NT 增厚也不代表任何问题。NT 增厚仅仅提示了需要行进一步排查。

当发现 NT 增厚应该办?

应进行进一步检查，如进行相关染色体检查等，对染色体核型正常者，还需要密切追踪观察，排除有无先天性心脏发育异常及其他结构异常，具体相关检查需到产前诊断门诊就诊咨询。NT 检查好比我们目前的安检工作，而 NT 增厚就好比安检过程中发现的可疑人员，需要进一步排

孕期需要补碘吗?

碘是合成甲状腺素的主要原料，并且碘也参与胎儿发育。如果孕妇碘缺乏，不仅可影响胎儿大脑发育，甚至可能引起早产、流产等不良妊娠结局。但是我们国家目前食盐主要是碘盐为主，碘盐中已含有元素碘，所以我国的营养学会建议孕妇常吃富含碘的海产品，如海带、紫菜、贝类等，已基本可以满足孕妇所需碘量，未推荐口服碘剂或碘油。

孕期可以有性生活吗?

近期的研究表明孕期性生活并未被发现与流产、早产等不良妊娠结局相关，但多数临床医生的经验是孕期性生活还是要小心的。孕期性生活对胎儿可能的影响主要表现在孕期前 3 个月和后 3 个月。妊娠初期 3 个月内，子宫较敏感，胎盘还没有完全形成，胎盘的绒毛与子宫内膜的结合不十分牢固，而精液中又含有丰富的前列腺素，它能使子宫及输卵管平滑肌收缩。若此期间子宫收缩频繁，可导致胚胎种植困难，所以在妊娠初期 3 个月内进行性生活，有轻微的流产风险。妊娠 4~6 月，对孕期的生理变化已经有所适应，胎盘已经形成，胎儿在子宫内稳定下来，流产的危险比初期小了。在这三个月内，虽然可以愉快地过性生活，但在次数和时间方面要节制。若感觉子宫变硬或自觉腹部紧张不适，应立即停止，以免发生危险。妊娠的最后三个月，由于胎儿迅速增长，子宫明显增大，宫颈渐渐软化缩短，并出现生理性扩张羊膜囊下端容易接近宫口甚至暴露在阴道上段，如此期有性生活，有可能会引起胎膜创伤，胎膜早破后又极易造成脐带脱垂，细菌上行感染可危及胎儿和孕妇。另外，有出血和腹痛的症状，有多次流产史者以及有严重的妊娠并发症时，应该尽量避免孕期性生活。

噪声会对宝宝造成影响吗？

隔壁装修声，路上喇叭声，商场音乐声……，我们每天都生活在声音的世界里。但实际上我们对于声音的接受程度也是有限度的，当声音超过80分贝（dB），就会给我们带来不好的感觉，这样的声音就该称为噪音。通常胎儿的听觉系统是在孕6周左右开始逐渐发育，孕16~19周内耳、外耳基本形成，能听到部分声音，孕26~28周，胎儿的听觉功能基本发育成熟，开始时，胎儿的听觉阈值较高（能听到声音需要的最小音量），之后随着逐渐成熟而下降。胎儿由于有腹壁、子宫及羊水这样数层结构的阻隔，再加上羊水作为液体会削弱耳鼓和中耳的音量放大作用，实际上胎儿听到的噪音强度就被稀释没有那么大了。母亲听着会觉得“有点吵”的声音，其实多数对胎儿影响很小。现在一般认为，孕妇短期暴露于噪声中强度不要超过115分贝，否则可能会对胎儿造成危害，生活中要尽量避免近距离接触高强度噪声。

在比较嘈杂的环境中，待多久可能会对宝宝造成影响呢？

声音对我们造成的影响除了强度的影响外，持续时间也是一个很重要的指标。就像我们在雷雨天气中，偶尔一个打雷可能只是吓了一跳，但是如果在持续打雷的环境中待1小时就会非常难受啦。所以在嘈杂的环境中待的时间越久，对妈妈的听力损害越大，对宝宝也是如此。所以各位孕妈妈应该注意：①在90分贝的噪声环境中，持续工作时间不要＞8小时；②在95分贝的噪声环境中，持续工作时间不要＞4小时；③在100分贝的噪声环境中，持续工作时间不要＞2小时；④噪声强度超过115分贝的噪声环境中不适合工作。建议孕妈妈们尽量远离有噪音的工作环境，以免带来伤害。

家里有耳聋的人群，是不是应该进行耳聋基因的检测?

最好先进行遗传咨询，先确定先证者相关的聋病基因，进行详尽的遗传咨询后，再决定是否接受产前诊断。根据妊娠阶段的不同，目前耳聋产前诊断所采用的方法主要有三种：在妊娠约 7~12 周时，在超声引导下行绒毛穿刺取样，提取胎儿 DNA 进行耳聋基因检测；在妊娠约 14~22 周时，在超声引导下行羊水穿刺进行胎儿 DNA 检测；在妊娠 22~37 周时，在超声引导下行脐带血穿刺提取胎儿 DNA 检测胎儿耳聋基因。

在早孕检查时做地中海贫血的筛查，可疑为地贫的患者，是否需要做产前诊断?

地中海贫血是由于血红蛋白中的珠蛋白基因发生突变，导致血红蛋白的结构异常，出现溶血性贫血为主的症状群。地中海贫血是我国南方各省最常见、危害最大的遗传病。该病目前国内外尚无有效的治疗方法，紧靠输血维持生命以及造成各种并发症，而且母亲在怀孕期间也会合并多种产科危重并发症，危及母亲的生命，所以在怀孕后建议早筛查。夫妻双方若同时为同一种类型的地中海贫血基因的携带者，怀孕后对子代的遗传几率：1/4 为正常胎儿，1/2 为轻型地中海贫血（同父母一样），而 1/4 为重型地中海贫血。从羊水中提取胎儿的 DNA 进行基因分析，准确性在 99% 以上。所以筛查后怀疑为地中海贫血的患者应先进行基因诊断，然后根据遗传咨询明确是否需要做绒毛或羊水取材的产前基因诊断。

第七节　生活注意事项

孕期需要补钙吗?

答案是肯定的，而且是必须的。补钙是产前保健的一个重要部分。胎儿骨骼生长随着孕期逐渐增加，钙需要量也随之增加，而且，孕期适量补钙可以有效预防孕妇发生妊娠期高血压疾病。目前最常见的钙剂是柠檬酸钙和碳酸钙，推荐从孕 14 周就开始常规补充口服钙剂 600 毫克/天，孕晚期摄入钙总量 1000 毫克。

孕期需要补铁吗?

答案也是肯定的。铁是组成血红蛋白的重要物质，如果孕期摄入铁不足将会导致孕妇缺铁性贫血，进而出现多种妊娠期并发症，还会增加早产、新生儿低体重等风险。推荐孕中期剂量为每天 24 毫克，孕晚期为每天 29 毫克。如果已经确诊为缺铁性贫血，则需要加大补充剂量，应当在医生的指导下进行治疗。

补铁期间有没有哪些需要注意的饮食注意事项?

常见的铁剂多以二价铁离子为主，服用后经十二指肠和空肠上段吸收。在补铁时可以同时服用维生素 C 或橙汁有助于减少铁的氧化，促进铁的吸收。相反，牛奶及奶制品中的磷酸盐会降低铁剂的吸收，茶中的单宁酸也会降低铁的吸收，不建议与铁剂同服。长期服用铁剂会染黑牙齿，服用后最好进行漱口。

第四章 中孕期主要检查、常见并发症及对策

第一节　基础检查

中孕期产检的时间和项目有哪些？

中孕期是孕 14~28 周这一时间段。在这段时间内胎儿快速的生长发育，所以产检的内容也会相应的增加。除了常规每 4 周一次的产检外，特殊的项目还包括：16 周左右开始进行听胎心的检查，医生会用多普勒探测胎心。16 周左右还要做唐氏综合征的筛查，当然，如果在早孕期检查时有些孕妇已经做过唐氏综合征的相关检查，这时的唐筛可以免除；22~24 周，这个阶段要做整个孕期最重要的系统超声检查，就是所谓的“大排畸”检查，来排除胎儿大的方面的畸形；24~26 周，在这一阶段要开始进行妊娠期糖尿病的筛查，如果诊断出患有妊娠期糖尿病应该及早开始进行血糖监测与管理。

整个孕期，到底要做多少次超声检查？

整个孕期推荐接受至少 4~5 次超声检查。如产科医生有建议，则应遵循医嘱选择具体的超声检查类型及项目。现就对最基本的超声检查做个简

单介绍：

序号	检查时间	可选检查项目	检查目的
第一次超声检查	6~7周最佳	经阴道或经腹部超声检查	明确是否宫内妊娠，排除宫外孕；同时视察胚胎数目，是否存活，估算孕周的大小。其中进行经阴道超声检查前，准妈妈们要排空膀胱，而经腹部超场检查则需要准妈妈们多喝水，适度充盈膀胱来进行检查
第二次超声检查	11~13^{+6}周	胎儿NT值（即颈部透明层厚度）测量	评估胎儿唐氏综合征的风险率。（唐氏综合征，又称21-三体或先天愚型，是最常见的染色体异常。颈部透明层增厚是唐氏综合征最主要的结构异常之一）
第三次超声检查	22~26周最佳（这是排除胎儿结构畸形的较佳时期）	胎儿Ⅲ级产前超声检查	该时期的胎儿大小适中，最适宜进行胎儿Ⅲ级产前超声检查。可排除大部分胎儿畸形，如无脑儿、严重的脑膨出、严重的开放脊柱裂、腹部缺损内脏外翻、单腔心、致死性软骨发育不全等
第四次超声检查	22~32周最佳	根据医生建议可加选胎儿超声心动图检查	胎儿超声心动图检查则可排除大部分先天性心脏病
第五次超声检查	在32~36周及分娩前	胎儿Ⅰ级产前超声检查或Ⅱ级产前超声检查；胎儿生物物理评分（BPS）	了解胎儿的位置和大小、胎盘位置及成熟度、羊水量等。如选择胎儿生物物理评分，可了解胎儿在子宫内呼吸、活动的情况；如选择Ⅱ级产前超声检查，可判断胎儿有无脐带绕颈、绕颈几周等情况；而且还能了解脐带的血流情况，评估胎儿宫内的安危，有助于临床医生确定准妈妈的分娩时间、分娩方式及注意可能出现的并发症

不同的声音强度对应的声音环境大概是个什么概念呢?

噪声不但会影响心情，情况严重的还会影响到身体健康。我们来举些例子看看日常生活中声音的强度大概是个什么概念呢？10分贝我们的耳朵刚刚可以听得见，例如我们的心跳的声音；20~30分贝相当于耳语或电冰箱发出的声音，是比较安静的；我们家庭环境中的声音在40分贝左右，有少量交通的时候大概是50分贝，也属于安静的环境；我们交流时的正常对话是60分贝，典型的办公室和闹市的声音就会到70分贝，这时就会有烦人的感觉，属于轻度吵闹；在大流量交通和嘈杂的办公室里声音会达到80分贝，吵闹的酒吧里声音大概在90分贝，给人吵闹的感觉，长时间暴露会导致听力伤害；机动割草机的声音约100分贝，汽车音箱120分贝，头顶30米的喷气飞机的声音是140分贝，这时会有疼痛和不安的感觉。噪声在生活中是无法避免的，当出现时，我们就可以找到正确的应对措施啦。

孕期可以看电影吗?

孕期去电影院看电影主要考虑电影院放映厅噪音对宝宝的影响，国内多数电影院放映电影的声音强度很高，甚至超过100分贝。再加上国内放映厅普遍使用的强重低音对宝宝也是个不好的刺激，建议孕期尽量不去电影院看电影。如果在家中，或一些可自行选择电影并调节音量的私人放映厅，是可以尽情看电影的，电影的内容和投影光线并不会影响孕期母儿，但要注意避免处于空气不流通的环境，并最好每30分钟起身走动一下。

孕期可以去KTV唱歌吗?

孕期去KTV唱歌是可以的，但是考虑到孕期特殊状况，有些注意事项还是要注意的。首先要明确噪音是会对胎儿造成影响的，在KTV应选择大一些的包房，离音箱远一些，调低音量，不要喊麦，音量控制在不影响近距离交谈的情况下是比较安全的。另外要避免接触二手烟，打开包房空调的换气功能，若感觉气闷及时出门透气。另外，还要避免久坐，时不时起身走动一下。

缺失)，进而判断是否存在胎儿染色体的某几种特定改变。与传统的血清学筛查相比较，对于非整倍体的筛查更为精确，但目前NIPT还属于一种筛查手段，有假阳性率。而羊水穿刺是有创检查，直接采集羊水细胞中胎儿身上脱落下来的细胞，可以直观地看到胎儿的染色体，发现染色体数目及结构异常，是胎儿染色体异常的金标准。尽管无创DNA的准确率较高，但也是一种筛查手段，不能替代作为确诊手段的产前诊断技术。

孕妇年龄不到35岁，还需要做产前基因检测吗?

这要视具体情况而定。以唐氏综合征为例，虽然35岁以上的高龄孕妇与唐氏综合征的发生风险呈正相关，但是年轻的女性也有可能生出唐氏儿，而且绝大部分唐氏儿出生在年龄小于35岁的孕妇，只有约20%的唐氏儿生于高龄孕妇，所以所有的人群都应该接受唐氏综合征的筛查，通过正规的产检，医生会根据每一位孕妇的具体情况来制定个体化的检测方案。

第四节 羊水穿刺

羊水穿刺什么时候做?

羊水穿刺即羊膜腔穿刺，也称羊水取样，是目前最常用的产前诊断方法。羊膜穿刺是一种侵入性的产前诊断方法，在超声波引导下，用穿刺针穿过孕妇的腹壁、子宫壁进入羊膜腔，吸出少许羊水，诊断某些代谢障碍或先天畸形。抽取羊水最佳时间是妊娠16~24周，针对孕产期时孕妇年龄≥35岁或高危人群。因为此时羊水量多、胎儿浮动，穿刺时容易进针，且不易伤及胎儿。如果发现异常时，错过了羊膜腔穿刺的时间，则可行脐静脉穿刺。

羊水穿刺疼不疼，打不打麻药?

羊水穿刺的疼痛程度与发烧时的肌肉注射（打屁股针）差不多，一般人完全可以忍受的疼痛程度。因为麻醉和穿刺同样是忍受一针相似疼痛，羊水穿刺并没有打麻药的必要。如果腹部肌肉越紧张，就会感觉越疼，因此放松是最重要的。

羊水穿刺会不会有危险?

羊膜腔穿刺的主要危险是自然流产，数据显示，做羊水穿刺的产妇的流产率约为1%~2%，此外还有胎儿损伤、感染、出血及穿刺失败等少见的穿刺并发症。对比之下，胎儿若存在染色体异常发生唐氏综合征的几率也是1%~2%，综合来看医生建议做羊膜腔穿刺检查，多数是怀疑胎儿不正常，需要确诊的情况。把出生异常儿的危险与行穿刺可能造成的危险性相比是完全值得的。

唐筛高风险，让做羊水穿刺，听说做羊水穿刺风险比较大，可以做无创DNA吗?

唐氏高风险的情况下需要进行羊水穿刺进行确诊，以确定情况及时进行干预。羊水穿刺的风险在数据上大约在1%以下，目前临床大量开展，技术已经成熟，实际风险还要低，很多技术成熟一些的医院风险可以达到1/1000以下。如果对羊水穿刺有顾虑，可以要求进行无创DNA测定，但无创DNA虽然准确率较高，但是做不到确诊，需要承担漏诊风险。

以上为国内多数医院孕期常规的超声测量检查内容，但当孕妇出现不适时，临床医生也会临时要求进行超声检查，观察胎儿情况。需要提示各位孕妈妈，由于超声仪器不同及医生测量习惯不同，同一病人短期内重复测量双顶径、头围、腹围及股骨长度时会有误差（比如出现越测越小的情况），会给孕妇带来不必要的困扰，所以，通常距上次超声检查一周之内不会再次测量上述参数，而只是提供羊水指数、S/D 值、胎盘情况以及是否绕颈等信息。

双胞胎需要做几次 B 超，每次检查的时间和注意事项和单胎一样吗？

双胞胎属于高危妊娠，除了遵照基本的产检时间做检查外，医师会依照孕期的状况适当增加超声波的检查次数。孕早期检查有利于流产危险性及双胞胎类别的评估。首先应明确双胎的绒毛膜性及羊膜性，因为这对双胎的安危关系重大。双胎妊娠可以分为双绒毛膜双羊膜囊双胎、单绒毛膜双羊膜囊双胎、单绒毛膜单羊膜囊双胎。明确双胎的绒毛膜性有助于对“双胎输血综合征”“选择性胎儿生长受限”等复杂性双胎的诊断。而怀孕中、后期检查次数的增加对评估并发症的产生有很大帮助。因此双胎妊娠的 B 超检查次数较单胎的频繁，要严格产检，按照医嘱定期行 B 超监测。

第二节　中孕期唐筛

做了早期唐筛还需要做中期唐筛吗？

现在综合经济和技术水平，有不同的筛查策略可供选择。有只需要检查一次早唐的单次筛查策略；也有早唐中唐都做的早中孕联合筛查策略，从而计算出联合风险。可以根据自身情况与主管医生商议。

唐氏筛查提示高风险，有必要再查一次吗？

进行唐氏筛查重复检测是没有意义的，因为筛查本身只是一个大体的风险高低的初步检验，同样的检测短时间内重复进行，不论是相互矛盾还是结果相同，都对于判断没有意义。所以在唐筛提示高风险的情况下，应该直接进行羊水穿刺确诊。

第三节　无创 DNA

无创是什么？有什么优劣？

无创是无创性胎儿染色体非整倍体检测（NIPT）的简称，它是将孕妇外周血进行采集，提取游离的来自胎儿的 DNA，采用新一代高通量测序结合生物信息学分析，结合特定的遗传学信息分析方法，得出胎儿患染色体非整倍体疾病的风险率。其优点在于：属于无创检查；在 12~26 周的范围内均可进行；检出率高，假阳性率约为 0.05%。目标疾病为常见胎儿染色体非整倍体疾病，即 21-三体综合征、18-三体综合征和 13-三体综合征三种染色体疾病，以及单基因遗传病；价格较高，在 2000~3000 元左右，近年来，随着测序技术的发展，价格会有所降低，获得的结果并不是确诊。

无创与羊水穿刺的区别是什么，可以相互取代吗？

无创（无创胎儿 DNA 检查）是利用了母儿的细胞和染色体会有一定交流这一规律，通过母体外周血中来自于胎儿的 DNA 的特定目标区域的某些 DNA 相对含量，从而间接估计胎儿染色体片段的剂量改变（如增加或

第六节　胎儿畸形筛查

大排畸是什么，为什么在孕中期做？

“大排畸”是大畸形筛查的简称，学名是中孕期系统产前超声检查。一般在20~24周进行。除了看胎儿生长发育、胎盘和羊水等一般情况以外，还要对胎儿的各个器官和系统进行详细的检查，目的是了解胎儿是否存在大的结构缺陷，所以被称为“大畸形筛查”。在20~24周这个时间段，胎儿已经长到可以分辨的大小，相应器官也分化发育到可以发现大多数结构异常的程度，而且此时羊水较多，检查看的更清楚；一旦有异常，孕妈妈们还有时间再次筛查或诊断。而一旦过了26周，胎儿已经进入可以存活的阶段，我国的相关法律规定，非致死性畸形不得引产，而若发现严重畸形需要终止妊娠，会出现复杂的伦理问题，到了大孕周，对于孕妇来说终止妊娠更是一个对身体和心理的双重威胁。所以综合这些考虑，大畸形筛查在20~24周进行。

大排畸的检出率有多少？

“大排畸”的检出率受目前超声技术水平的限制，只有大约70%~80%，超声检查会受到腹部脂肪厚度、胎儿体位、羊水量等因素的影响，且对医生的经验和水平的要求很高，这些因素均会影响到结构异常的检出率。很多胎儿的畸形与染色体或基因突变无关，只是分化中出了问题，即使是羊水穿刺、核磁共振等昂贵的检查也无法发现，所以现有技术条件下，小概率的胎儿畸形风险是生孩子必须承担的风险，随正规流程严格进行产检会将风险尽量降到最低，但还是存在的。

孕期超声的结果是否完全可靠？

产前超声检查并不能发现所有的胎儿畸形。超声检查是一种间接性检查方法，有一定的局限性，产前诊断意见不能完全等同于出生后的诊断。许多因素会影响超声对胎儿畸形的诊断准确性，如剖腹产疤痕子宫、孕妇腹壁松弛肥厚、妊娠月份、胎儿体位和活动、骨骼声影、羊水过多或过少等。另外胎儿在发育过程中，不同的畸形可出现在不同的时期，有些畸形直至出生后才能显现。对此，孕妇应客观、理性地看待产前超声检查的结果。

孕期系统超声能检查出所有畸形吗？

这是一个常识性的误区，孕期超声检查不可能检出所有胎儿畸形，有的畸形也不是一次检查就能够发现，需要动态观察，所以说产前超声排畸不是万能的。原因有以下几方面：

1. 产前超声受多种因素的影响，如胎儿在宫内的位置、姿势、羊水量、孕妇脂肪厚度、检查设备等，不同程度的干扰成像质量，降低检查的准确度。

2. 超声检查主要针对结构性疾病，主要包括心脏病、脑部畸形、四肢畸形等，而对功能性疾病无法预测和判断，如胎儿的听力、视力及代谢异常等超声检查是看不到的。

3. 部分结构疾病是一个动态发展过程，不是一次检查就能发现，可能需要多次检查。例如：孕晚期出现“双泡征”，才能提示十二指肠梗阻，早中孕检查都是正常的；部分膈疝到晚孕期才有表现；还有先天性心脏瓣膜病变，发展成中重度狭窄或闭锁可能是一个渐进的过程。

4. 检查医生的经验和对疾病的认识程度。所以说，在做系统筛查或胎

羊水穿刺会扎到胎儿吗?

羊水穿刺是我国目前最常用的产前诊断技术，它是通过超声引导定位抽取羊水来进行胎儿染色体的核型分析和甲胎蛋白测定，也可以针对某些遗传性疾病进行一部分基因和酶的检测。对于孕妇来说，穿刺之前要排干小便，放松就是最重要的配合。在穿刺之前医生都会做好定位，所以是不会对胎儿造成伤害的。

羊水穿刺之后有没有什么注意事项呢?

穿刺之后适当休息即可，当天不要洗澡，穿刺之后的两周内最好禁性生活。如果出现肚子疼、阴道出血、阴道流液或者发热等异常情况，要及时到医院就诊。

预测性别的各种方法靠谱吗?

不论是酸儿辣女、尖儿圆女，还是根据孕期皮肤情况、妊娠线、胎心数量变化等民间流传的预测胎儿性别方式，都是没有任何科学依据的以讹传讹或无稽之谈。现有的大量相关临床试验数据尚未发现任何直接观察到的身体表现与胎儿性别相关。只有在有某些性别相关的遗传病风险时，才允许通过超声检查判断胎儿性别。

第五节　脐血穿刺

什么是脐血穿刺?

脐血穿刺与羊水穿刺类似，错过羊水检查时间的高风险孕妇和胎儿畸形病例，怀疑病毒感染病例，怀疑胎儿贫血病例等都可以做脐带血的检查，脐血穿刺原理和羊水穿刺是一样的，只是穿刺的部位不同。羊水检查一般在16~24周左右进行，脐血穿刺检查可以在孕20周以后的任何时间，一般在孕26~30周。孕周越大，越应该采用脐带血穿刺检查，染色体形态异常最好是复查脐带血。

脐血穿刺有风险吗？是不是一定要做呢?

脐带血穿刺手术严格意义上说是一种小的手术，虽然风险较小，但因为是有创操作也是存在一定风险的，比如说可能会造成流产或早产。脐带血穿刺是一种产前诊断的方法，但是并不是所有人都需要做，但是在一些特定情况下还是建议要做：具有羊水穿刺术的适应证，但是超过了羊水穿刺的孕周、绒毛或羊水培养失败、胎儿宫内感染、胎儿血液系统疾病的产前诊断与风险评估。但是现在脐带血穿刺技术已经发展的相对成熟，所以准妈妈们不用太过担心。

糖尿病，不必行口服葡萄糖耐量试验（OGTT）；FDG＜4.4 毫摩尔/升，发生妊娠期糖尿病可能性极小，可以暂时不行 OGTT。FDG≥4.4 毫摩尔/升且＜5.1 毫摩尔/升时，应尽早行 OGTT。

2. 口服葡萄糖耐量试验（OGTT）：目前我国采用葡萄糖 75 克的 OGTT 诊断糖尿病。诊断标准：禁食至少 8 小时。检查时，5 分钟内口服含 75 克葡萄糖的液体 300 毫升，分别测定孕妇服糖前及服糖后 1 小时、2 小时的血糖水平。3 项血糖值应分别低于 5.1 毫摩尔/升、10.0 毫摩尔/升、8.5 毫摩尔/升（92 毫克/分升、180 毫克/分升、153 毫克/分升），任何一项血糖值达到或超过上述标准即可诊断妊娠期糖尿病。

哪些情况是高危糖尿病患者，该如何筛查？

如果患者有糖尿病家族史、孕前体重≥90 千克、婴儿出生体重≥4 千克、孕妇曾有多囊卵巢综合征、不明原因流产、死胎、巨大儿或畸形儿分娩史，本次妊娠胎儿偏大或羊水过多者应警惕糖尿病。建议有以上高危因素的患者孕前到产科进行咨询，孕期尽早行糖尿病筛查 OGTT 检查，以及早发现并进行干预。

我家里有糖尿病家族史，请问孕期糖尿病有什么表现？孕期该如何检查？

妊娠期糖尿病通常没有明显的三多一少症状（多饮、多食、多尿、体重下降）。而可能出现一些症状，比如外阴瘙痒、反复假丝酵母菌感染；妊娠期发现胎儿过大、羊水过多。如果患者有糖尿病家族史、孕前体重≥90 千克、婴儿出生体重≥4 千克、孕妇曾有多囊卵巢综合征、不明原因流产、死胎、巨大儿或畸形儿分娩史，本次妊娠胎儿偏大或羊水过多者应警惕糖尿病。建议有以上高危因素的患者孕前到产科进行咨询，孕期尽早行糖尿病筛查，以及早发现并进行干预。

产检时糖筛结果高，医生让少吃，严格控制饮食，体重一直没增加。后来去医院查血糖正常，但查尿有酮体+号，应该怎么办？

妊娠期糖尿病的饮食控制建议饮食禁甜食，少油少盐。每天保证5~6两主食，粗粮占1/3，分成六顿吃，多吃蔬菜，水果加餐时分次少量吃。每餐肉、蛋、奶、海产品、豆制品等适量搭配。这样达到营养均衡全面，血糖不至于很高，体重慢慢增长。但如果通过规范控制，血糖仍然高于正常，建议用胰岛素。虽然现在血糖不高，是过度控制饮食换来的，尿酮体产生，这样对胎儿影响更大，应当及时就诊由医生判断是否应当调整饮食，加用胰岛素。

去医院检查，医生说患了妊娠期糖尿病，应该怎么控制呢？

妊娠期糖尿病对母儿都会带来很大的危害，所以应当进行严格管理：

1. 饮食和运动：少食多餐，每天分5~6餐，尽可能选低升糖指数的碳水化合物，减少油脂含量高的食物摄入。每天做运动，每次运动时间40分钟左右。

2. 做好血糖监测，把血糖控制在医生要求的范围内，尤其是打胰岛素的孕妈妈更要关注血糖。

3. 合理控制体重增长。

已经诊断为妊娠期糖尿病患者，孕期血糖控制标准什么范围？

妊娠期血糖控制满意标准：孕妇无明显饥饿感，空腹血糖控制在3.3~5.6毫摩尔/升；餐前30分钟：3.3~5.8毫摩尔/升；餐后2小时：4.4~6.7毫摩尔/升；夜间：4.4~6.7毫摩尔/升。

儿心脏检查时会签知情同意书，就是要告知孕妇及家属产前超声不可能检出所有胎儿畸形，但超声医师的工作原则是尽可能的去发现存在的可见畸形。

什么是四维超声？

连续采集二维切面进行计算机重建，形成三维立体成像，动态三维就是四维，所以说二维超声是基础，二维图形清晰，四维才能清晰。二维超声是超生医生排畸检查常用技术和主要手段，即便是做四维超声，95%的时间是在看二维，所以说超声检查主要靠二维，四维超声是辅助或补充，可以让表面畸形一目了然，让不懂超声的人也能看懂超声。目前许多商业机构宣传的“四维超声”在确定胎儿健康方面并不具有更大的优势，多以商业利益为目的。

四维超声是目前最先进的超声技术吗？

这又是一个严重的常识性误区！因为四维超声并不比二维超声更高级，或更有利于畸形检查，其最大优势是让不懂超声的孕妇和家属看懂超声。

超声发现胎儿结构异常是否都要引产？

如果通过超声检查，诊断出来的是致命性的畸形（无脑儿、严重脑膨出、严重开放性脊柱裂、严重胸腹壁缺损伴内脏外翻、单腔心、致死性软骨发育不良），医生一般都会建议孕妇引产；有一些畸形，比如小的室间隔缺损等，是在胎儿后期发育可能愈合的或是出生后胎儿可以通过手术纠正的，医生一般会将情况给孕妇及家属讲清楚，选择权还是交给孕妇及其家属；还有一些轻微的异常是可以在孕期内慢慢恢复正常的，医生就会建议孕妇过一段时间后再来复查，再决定下一步该怎么做。

超声提示胎儿超声软标志（胎儿左心强光斑、胎儿肠管回声增强、胎儿鼻骨缺失、胎儿脉络丛囊肿等）是不是胎儿就是异常的？

超声软标志（微小病变）指的是超声能够检测到的病变或表征，且该病变或表征通常不会引起任何出生后残障，但与染色体异常相关。因此不论超声提示何种类型的超声软标志，您要做的就是找到专业的产科医生或遗传学医生结合您的检查报告进行遗传学咨询，在明确诊断以前不要盲目恐慌甚至引产。

什么是胎儿多普勒，医生为什么要我监测胎儿多普勒？

整个孕期多次的超声检查的目的就是在于确定胎儿结构有无畸形、生长发育形势和宫内安危。不同孕期的超声检查侧重点不同。早期妊娠超声检查的侧重点是筛查胎儿染色体有无异常；中期妊娠超声检查的侧重点是观察胎儿的解剖形态，即结构有无畸形；晚期妊娠超声检查的侧重点是了解胎儿宫内的安危，其主要检查手段就是多普勒超声检测。其方法就是运用多普勒原理来检查胎儿的血流动力学改变，用以评价胎儿是否有宫内窘迫。

第七节　中孕期妊娠期糖尿病筛查

如何知道我是否患了妊娠期糖尿病呢？

一般建议在孕 24~28 周的孕妇均应做糖筛查试验。

1. 空腹血糖测定（FDG）：FDG≥5.1 毫摩尔/升可以直接诊断妊娠期

如妊娠期高血压综合征、巨大儿、增加分娩的难度、产后肥胖等。控制体重最重要的养成一些良好的饮食习惯，而且要注意加强适度运动：（1）规律的一日三餐，不要睡懒觉，按时进餐，不要随意加餐；（2）不要一顿吃的过饱；（3）多食用绿色蔬菜，吃富含蛋白质、维生素的食物；（4）尽量在家就餐，避免在外就餐，尤其是尽量避免食用快餐类及油炸类食品；（5）在家里准备一个体重计，定期测量体重，提醒自己注意体重。

怀孕多久能感受到胎动？

胎儿的运动是反映胎儿情况的一种信号。如宫内环境发生变化，胎儿可发生突然频繁的剧烈运动或静止不动。因此，应注意胎动的突然变化及异常的行为，以避免意外的发生。孕 4 个月的胎儿已经能做后仰、前屈、侧屈和翻转动作，在子宫中变化位置，一般在妊娠 4 个月后，孕妇能感到腹中胎儿的活动，随着孕月的增加，胎动则会增强。孕妇感觉到胎动的时间一般为怀孕 16~20 周，多数在怀孕 18~20 周。初产妇感觉胎动要晚些，经产妇感觉到胎动要早些。较瘦孕妇感觉胎动要早些，肥胖孕妇感觉到胎动要晚些。有些初孕妇第一次感觉到胎动比常规时间延迟一些，可能与未能及时辨别出是否是胎动有关。如果在怀孕 21 周时仍未感觉到胎动，医生也未能诱导出胎儿的反应或没听到胎心，则需要用超声波仪器来观察胎儿状况。如果胎心音很强，其他检查均在正常范围，则进一步检查可延后进行。

医生说要注意胎动，胎动的频率是怎样的？怎样自己监护胎动？

胎儿“蜷缩”在宫内，经常会伸手蹬腿，这就是所谓的胎动。数胎动对于了解胎儿的宫内安危状况很有意义。胎动的次数能反应胎儿宫内状况是否良好。随着孕周的增大，胎动会逐渐增多，怀孕 28~32 周时达高峰，怀孕38周后逐渐减少。孕妇每天感知胎动30~40次，其中上午较少晚上8~11时最多。怀孕末期伴随胎儿的生理睡眠周期（为胎儿反复出现的、历时约20分钟的安静或不活动现象），胎动也出现相应的周期性变化在胎儿觉醒时，胎动多而强，胎儿睡眠时，胎动少而弱，甚至没有胎动。数胎动可选择早、中、晚固定时间进行，每次可记数1小时，一天数3次相加总数乘4，即为12小时胎动次数。正常胎动是12小时在10次以上，如胎动1小时在3次以下，或12小时胎动小于10次，有可能是胎儿宫内窘迫的表现。胎动次数一般是晚上比白天多，但如果胎动次数突然增多，孕妇感到不安，或当胎动过频后又减少，也是胎儿缺氧的信号，应速到医院请医生查明原因。

数胎动有适合的固定时间吗？

宝宝的“作息时间”很不规律。所以最好上午、下午和晚上的三个时间段各数一次胎动，但不限定某个时间点开始数，而是这个时间段内，觉得宝宝开始活动了，才开始计数。否则容易与宝宝睡觉胎动几乎没有的时间段重合，降低数出胎动的参考意义。另外，宝宝的睡眠和胎动的习惯和规律各不相同，在一天三个时间段里，只要有1~2个时间段动的多就属正常。总体来说，数胎动是看胎动的规律和变化趋势，如果是胎动明显减少，要及时就医。

孕期可以运动吗？

权威指南明确指出，鼓励健康孕妇在整个妊娠过程中参与运动。研究发现，在妊娠期间保持规律的运动，可明显降低妊娠期糖尿病、妊娠合并高血压及子痫前期等并发症的风险。另外，孕期运动可以帮助控制血糖，预防孕期肥胖的发生，从而减少其带来的巨大儿、难产、剖宫产率上升、胎儿窘迫、产后出血及剖宫产伤口延迟愈合等风险。最后，孕期出现并发

孕期检查出糖尿病一直饮食控制，可医生让我加用胰岛素，我担心胰岛素不安全，是否可以不用，或者口服药物治疗？

这是错误的，孕期胰岛素在医生的指导下使用是安全可靠的，胰岛素作为大分子药物，不能通过胎盘，因此对胎儿没有直接影响，可以良好的控制孕妇母体血糖水平，一般用于饮食和运动控制血糖不佳者。因为短效胰岛素作用快，有时可能导致低血糖发生，建议严格按照医生指导使用胰岛素，并随身携带易融化的糖块以备低血糖发生。另外，当妊娠终止后，85%以上的妊娠期糖尿病患者病情会恢复，不会演进为慢性糖尿病患者，因此不用担心终止妊娠后仍需使用胰岛素。

第八节 生活注意事项

孕期尿频、尿急、尿痛是怎么回事，该怎么办？

在孕期，由于子宫增大，直接压迫膀胱，导致膀胱无法排空，部分尿液潴留；同时，孕期女性体内荷尔蒙的改变，导致尿路感染更加容易发生。一般来讲，孕 6~24 周是尿路感染的高风险期，其中 22~24 周达到最高风险时期。孕期尿路感染如果及时发现及时治疗，通常不会伤害或者影响到胎儿。但是，如治疗不当进展为肾盂肾炎，则会造成早产或者低体重儿的风险增高。孕期常见无症状的尿路感染，所以孕期常规第一次产检的时候应做一次尿液检查。如孕前有反复发作的尿路感染史，或者尿路结构存在异常，那么在整个孕期都需要定期复查尿液，严密排查尿路感染。孕期确诊尿路感染需要用抗生素治疗。有多种抗生素是对孕妇安全的，遵医嘱用药即可，切勿私自用药。

体重增加的速度多少算正常？

孕期的体重应该增加多少，有一定标准。如果孕妇体重增长不足，不利胎儿生长；增重过度又容易造成胎儿先天肥胖，不利于孕妇产后体形恢复并会增加分娩困难。怀孕到 4 个月的时候，胎儿很小，加之常见的孕吐和食欲缺乏的情形，体重未必会增加，有时候甚至体重减少。怀孕 4 个月以后，体重每个月至少会增加 1 千克以上。不同孕期体重增加最好能控制在以下范围：孕早期 1~1.5 千克，孕中期 4~5 千克；孕后期 5~6 千克。体重的增加会受到孕妇的体质、饮食、生活习惯等影响，个体差异很大，不能一概而论，要结合孕检结果，在医师及营养师的指导下调节饮食。按亚洲人标准，孕期体重增长建议控制在 5~10 千克。

孕前身高体重指数（BMI）（千克/平方米）	理想孕期体重增加（千克）	孕中、晚期理想增重速度（千克/周）
小于 18.5（体重过低）	12.5~18	0.5
18.5 到 24.9 之间（体重正常）	11.5~16	0.4
25.0 到 29.9 之间（超重）	7~11.5	0.3
30.0 或者以上（肥胖）	5~9	0.2

注意：
1. 在孕早期（前 12 孕周），增重不超过 2 千克为宜。
2. 孕前体重正常的双胎妈妈，整个孕期增重约 16~20 千克为宜。
3. 孕前身高体重指数，在不同的人种，划分超重与正常体重时稍有不同，请注意结合当地参考信息。
4. 体重指数计算：体重（千克）除以身高（米）的平方。

产检时医生反复叮嘱要控制体重，孕期应该如何控制体重呢？

孕期控制体重是非常重要的，否则可能会引起多种妊娠期并发症，比可购买去4S店改装。方向盘应该向高向里调节，尽量不要让盘面方向有正对肚子的部分，以防事故中方向盘或者安全气囊冲击腹部或直接击中脸部。若不方便，可以挑选小一号的方向盘进行改装。一旦遇到交通事故，特别是腹部受到冲击，要注意观察是否有阴道流血和大量无色液体流出（胎膜早破），以及胎动情况。必要时要去医院急诊做相应的检查，特别是超声检查，以除外胎盘早剥并确认胎儿的心跳。

第五章 晚孕期检查、常见并发症及对策

第一节　常规检查

晚孕期产检有哪些？

从28周后就进入晚孕期，晚孕期的产检因为胎儿的快速发育，频率较之前有所增加。常规产检包括测量母亲的基本生命体征、测量宫高、腹围、监测胎心，判断胎儿生长是否与孕周符合。在32周左右会有一次B超检查，主要目的也是评估胎儿的生长发育情况。孕34~36周时，会做阴道细菌培养，尤其是阴道B族链球菌的检查，这是关于感染的一项非常重要的检查。从孕36周以后，产检次数会增加为每周一次，并且开始做胎心监护评估胎儿的宫内状况。在孕38周还会有一次B超的检查，评估羊水的情况和胎儿的大小，为分娩前做准备。

症的孕妇，应咨询主管医生以确认自己是否可以进行运动。孕期要避免剧烈运动或过度运动，易摔倒及受伤的竞技竞速类或有肢体对抗的球类运动也要尽量避免。

孕期适合进行哪些运动？

因孕期特殊的身体状况与营养需求，孕期运动以控制体重为目的的有氧运动为主，力量训练可以进行，但要避免需要屏气的静力性运动及大阻抗训练。孕期最方便进行，也是最适合大多数孕妇的运动是散步，一般建议每小时 2~3 千米的中等步行速度，心率稍有增加即可。大多数有氧运动，包括跑步，是可以在孕期进行的，孕晚期可以使用椭圆机、登山机、动感单车等有氧器械代替跑步以减少冲击和疲劳。若有条件，孕期非常适合游泳，游泳不但是一种安全温和的有氧运动，还有助于舒缓孕中晚期因增加重量造成的局部疼痛与疲劳。孕期可进行大肌群的力量训练，尤其适合大肌群、中高强度、多次数的方式，训练至中等疲劳状态。但中晚期开始不要做最大力量训练或静止力训练。另外，与现有认识相左，孕期是可以进行腹部肌肉训练的，尤其孕早中期，不会造成不适时，进行腹部力量训练，对降低难产率及术后恢复有一定帮助，但都应量力而行。

怀孕了可以跑步吗？

孕期是可以跑步的，甚至如果身体健康，有一定跑步的习惯和基础的话，直到孕晚期都是可以跑步的。需要注意不要跑得太快，如果出现较为严重的疲劳与不适，要及时休息。另外孕期户外跑步要注意防寒与避免暴露在雾霾天气中，以减少患呼吸道疾病的风险。如果在健身房跑步，孕中晚期因腹部重量的变化出现跑步时脊柱或肌肉疼痛或不适时，推荐使用椭圆机进行替代。

孕期长痘、长粉刺怎么办?

孕期长痘、发粉刺等情况主要和孕期雄激素水平的升高有关，生产后激素水平下降后，会自行消除。每天用温水和香皂清洁、涂抹一些对症外用药膏（注意药物说明书是否标明孕妇慎用）可以帮助缓解症状。

为什么怀孕后身上会长很多脂肪粒?

怀孕以后，在各种激素的作用下，皮肤的表层过度生长，就形成了“脂肪粒”或者“小肉赘”。这些小增生通常会在皮肤摩擦和衣服与皮肤接触摩擦的地方出现，有时候也会在躯体、大腿根部、甚至是外阴部位出现。小的增生只是正常的生理现象，在孕期没有必要去处理，通常会在分娩数月后消失。如果不消失，可以去皮肤科做个很简单的门诊小手术。

孕期能穿高跟鞋吗?

能穿，但是并不鼓励穿，尤其是到了孕中晚期，身体重心存在很大变动，这时穿高跟鞋相当于额外增加身体维持平衡的负担，更加容易导致疼痛，尤其是脊柱的疼痛。如果工作有需求，可以偶尔穿，但要尽量少穿，出现腰椎颈椎等疼痛要及时停止。

孕期可以开车吗?

孕期可以开车，但要注意安全带与方向盘的调节。安全带佩戴要注意，下横带放在腹部以下，不勒到隆起的腹部。斜肩带上面要放在左锁骨中间，部位不要勒到脖子，胸部从乳房之间通过，绕道隆起的腹部右侧，确保急刹或撞击时腹部不直接受力。现在市面上有孕妇专用安全带在售，

第二节　胎盘位置

前壁胎盘、胎盘前置、胎盘低置的区别是什么？

前壁胎盘的“前”是相对于一个站立的人的“前”，也就是说胎盘长在子宫的前壁，也就是子宫内肚皮的方向。前置胎盘的“前”是相对于胎儿的位置的“前”，也就是说在胎儿的先露，也就是宝宝出生的方向的前面。而胎盘低置的“低”是相对于站立的孕妇的子宫来说的，与胎盘前置位置相似又相区别。胎盘前置是指胎盘覆盖或部分覆盖了宫颈口。而胎盘低置是指胎盘位于子宫下段，胎盘下缘接近距离宫颈口 70 毫米以内，但是没有覆盖到宫颈口。

胎盘低置可以顺产吗？

在孕中晚期子宫膨胀变大的过程中，子宫的延展主要是下部，所以孕中期诊断的胎盘低置，大多数是会“长上去”的（实际是胎盘下部的子宫延展变长），多数到临产可以到达可以顺产的水平。目前胎盘低置可以顺产的指标是胎盘最低点离宫颈内口的距离超过 20 毫米，医生会参考产前检查的数据进行判断。另外，不符合顺产指征的产妇一般在 37 周左右进行剖宫产，以避免孕周过大后出现危险。

胎盘低置或前置胎盘可以有性生活吗？

孕晚期一般不建议夫妻性生活。现在仅在完全性前置胎盘或有出血的前置胎盘及胎盘低置的情况下建议停止性生活，其他情况虽然提示可以进行，但不要太过激烈，发现有出血的情况及时停止并进行检查即可。

胎盘低置或前置胎盘要卧床吗？

一般的胎盘低置是不需要卧床的，只要没有出血的情况，即使是中央型前置胎盘也没有必要卧床休息，正常进行日常生活，严密观察是否有出血就可以了。如果有出血，也没有必要绝对卧床休息，避免劳累和大量的运动，多休息，正常的生活起居不在影响之列。

第三节 胎儿筛查

超声检查胎儿生长的骨性长度不达标怎么办？

一定不要恐慌，医生选择的机器自带测量标准值大多是根据国外的数据来比对的，亚洲宝宝的骨性长度是要低于欧美标准的。而且要知道胎儿不是生产标准件，并不是所有胎儿到规定孕周骨性长度就是恒定的，它应该是一个范围，所以观察胎儿的生长发育的趋势更为重要。当然如果超声医生报告了胎儿四肢短，那您还是要找专业的产科医生进行咨询，以排外一些胎儿骨发育不良性疾病。

超声提示胎盘钙化跟补钙有关系吗？

胎盘分级其实和围产儿预后是没有关系的，有的孕妇32周就可出现胎盘钙化了，当然和补钙更没有任何关系，就算超声提示胎盘Ⅲ级，只要羊水量充足，胎儿脐血流动力学正常，您可以不用太关注这个指标的。

第四节　妊娠高血压疾病相关问题

妊高症、子痫前期、子痫的区别是什么？

妊高症、子痫前期、子痫都是指妊娠20周后出现的以血压升高和蛋白尿为特点的同一种妊娠期特发性疾病。子痫前期、子痫都是指这种疾病的不同时期，其中先兆子痫与子痫前期有一定重合。子痫前期是目前主要用来指此种疾病的名称，尤其指尚未出现子痫抽搐的状态。先兆子痫主要指子痫前期中，有恶心、眼花、头痛等提示可能会发生子痫的前兆状态。而子痫是指在子痫前期的基础上，出现的不能用其他原因解释的抽搐，相当于子痫前期的紧急严重并发症。

患子痫前期的可能有多大，能预防吗？

子痫前期并不少见，总体发生率大约为3%～5%，存在一些高危因素的情况下，发生率会上升。现在确定的子痫前期发生的危险因素主要包括孕妇有子痫前期家族病史、年龄偏大或偏小、双胎妊娠、肥胖，以及有糖尿病、慢性肾炎、高血压等基础疾病。另外，子痫前期与父方有很大的关系，甚至同一父亲可能会出现多次妊娠反复发生的子痫前期。孕13周后开始服用小剂量的阿司匹林可能对预防高危人群的子痫前期有一定作用，但是阿司匹林在孕期是一种敏感药物，是否服用，服用时长、剂量等都要由主管医生进行个体化的分析判断。

哪些症状可能是子痫前期？

子痫前期的典型症状为血压增高和蛋白尿，蛋白尿还会导致水肿。一旦出现了头痛、眼花、恶心、呕吐、上腹不适等症状，就要警惕可能是子痫前期了。孕期发生类似症状，不明显的话可以自己在家或到社区卫生服务机构测量血压，计算平均动脉压［（收缩压+2×舒张压）/3］，如果数值大于85有子前期痫倾向。子痫前期有不确定性的特点，发生时间不定，血压增高程度不定，轻度升高的情况也有出现血压突然升高和发生抽搐的风险。应去医院进一步检查确诊。

发生子痫前期怎么办？

处理子痫前期除了结束妊娠之外没有特效方法，现在的处理目标是控制病情、确保母儿安全前提下尽量延长孕周。一旦确诊子痫前期，应尽量去产科实力较强的医院进行治疗和控制，配合医生进行治疗，争取控制症状，在不危害母亲健康的情况下争取更大的孕周。

产检时发现血压高，医生让口服药物，是否安全？

一旦医生建议使用降压药，建议听从医生指导，切勿延误病情。孕期常用降压药物有肾上腺素能受体阻滞剂、钙离子通道阻滞剂及中枢性肾上腺素能神经阻滞剂等药物。常用口服降压药物有拉贝洛尔、硝苯地平或硝苯地平缓释片等；如口服药物血压控制不理想，可使用静脉用药，常用有：拉贝洛尔、酚妥拉明；孕期一般不使用利尿剂降压，以防血液浓缩、有效循环血量减少和高凝倾向。这些药物的使用能使血压在一定程度上得到控制或病情的进展能减缓，以得到良好的母儿预后。

第五节　羊水栓塞

都说羊水栓塞很可怕，它到底是什么病？

羊水栓塞是指在分娩过程中羊水突然进入母体血液循环引起急性肺栓塞、过敏性休克、弥散性血管内凝血、肾功能衰竭或猝死的严重的分娩期并发症。是由于污染羊水中的有形物质（胎儿毳毛、角化上皮、胎脂、胎粪）和促凝物质进入母体血液循环引起。发病率为 4/10 万～6/10 万。其发病率不高，但发病后病死率极高，多数情况下发病急，病情进展快，难以抢救。

该如何预防羊水栓塞，减少其发生？

如剖宫产、前置胎盘、胎盘早剥、急产和高龄情况下更易发生羊水栓塞，因此医生需要严格掌握剖宫产指针，患者应该尽量适龄怀孕、减少人流和刮宫次数，并且孕期做好产检。

第六节　其他并发症

羊水过多是为什么？需要做哪些检查？

单一最大羊水池超过 8 厘米，或羊水指数（四个象限的羊水池相加）超过 25 称为羊水过多。虽然临床上 70%左右的羊水过多并无明显原因，一部分与妊娠期糖尿病、双胎有关，有一部分与胎儿某些畸形有关，出现较为严重的并发症。所以出现羊水过多，虽然不需要过度担心，但也要引起重视，积极寻找原因，应进一步进行详细的胎儿结构检查，必要时做MRI检查以及羊水穿刺或脐血穿刺检查胎儿染色体。经过详细检查无法查明原因或轻度的羊水过多，宝宝的预后多数较好，不需过度担心。羊水过多一般不需要干预，如果短时间增多明显，出现较为明显的不适，甚至呼吸困难，应寻求医生的帮助。

羊水过少是为什么？需要做哪些检查？

最大羊水池≤2厘米，或羊水指数≤8称为羊水过少。羊水过少的发生率约为1%~2%，与羊水过多相比，羊水过少相关的不良围产儿胎儿预后发生率更高，常见的原因有胎儿畸形（主要是肾脏发育异常）和胎盘发育不良导致的胎儿尿量减少（往往会伴有胎儿生长发育落后）。主要通过B超、核磁共振、胎儿染色体检查等手段寻找病因，加强监护，必要时及时终止妊娠。对于无明显异常可保留的胎儿，可以到有条件的医院做羊膜腔液体灌注，以期延长孕周，减少并发症。

羊水少，通过多喝水来补充可以吗？

羊水是存在于羊膜腔里的液体，到了妊娠的中晚期，羊水的主要来源是胎儿尿液，并且保持相对平衡的状态来保证胎儿的生长发育。出现羊水过少可能与以下因素有关：胎儿畸形、胎盘功能减退、胎膜早破、孕妈的一些疾病或者一些特殊的医学疾病。喝水的确是有一定作用的，但是需要孕妇每天能坚持摄入2000毫升以上的液体，增加子宫胎盘循环，从而达到增加羊水的目的。但是这只能针对不严重的羊水少，而且效果也不确定，因人而异，对于羊水过少的情况，还是应当及时去医院就诊，听从医生的建议。

脐带绕颈危险吗，该怎么办？

脐带绕颈非常常见，发生率大约为15%~30%。可能出现在孕期的任何时候，可能持续存在，也可能随时会解开。大量临床证据显示，脐带绕颈并不会增加胎儿或新生儿的不良预后。孕中晚期发现脐带绕颈，常规正常频率和时间来数胎动就可以，没有明显变化不需要担心。脐带绕颈不作为剖宫产指征，不影响顺产与剖宫产的选择。

诊断妊娠期肝内胆汁淤积症，需要马上剖吗？

妊娠期肝内胆汁淤积症是常在妊娠中晚期出现的一种妊娠期特发性疾病，常以严重的皮肤瘙痒和黄疸为主要症状，皮肤瘙痒常以手掌、脚掌或脐周开始，逐渐加剧延及四肢、躯干、颜面部；瘙痒程度各有不同，常在夜间加重。70%以上的瘙痒发生在孕晚期，少数在25周发生，平均发病在孕30周左右。除了上述症状，此病对孕妇影响不大，该病症的危害在于会导致难以预测的胎儿突然死亡，因此目前把妊娠期肝内胆汁淤积划为高危妊娠。但常常这种疾病的危害性被显著夸大，很多患者确诊后，上网查询立即要求进行剖宫产，而很多医生也为规避责任，将其作为了尽快终止妊娠的指征。实际上，过早的干预本身就可能导致新生儿患病率甚至死亡率的增加。对于轻度的妊娠期肝内胆汁淤积症，在严密观察的同时，分娩时机可以安排在37周后，并且可以进行阴道分娩。而重度者，也不是一定要马上终止妊娠，终止妊娠的时机和方式都应由主管医生结合症状和实验室指标进行个体化的评估和选择。

孕晚期为什么会肋骨疼，该怎样缓解？

肋骨疼痛常发生在妊娠中晚期，这个阶段子宫增大迅速，胸廓会被向上推挤，产生扩张从而使得肌肉和肋间神经被牵拉；再加上孕晚期身体为了让生产时的骨盆更易于胎儿通过，会分泌影响软骨的激素；另外，增大的腹部和乳房的重量也会对骨骼和肌肉产生持久的牵拉。综合这些原因，肋骨疼痛就成为了孕中晚期经常出现的症状。除了会引起肋骨痛外，还压缩肺的空间导致气短，压迫膈肌引起神经的牵拉，从而导致肩背疼痛。这些疼痛一般不会很严重，但会持久存在，并随着孕周增大愈发严重。可以通过寻找舒适的坐卧姿势、进行一些孕期瑜伽等拉伸运动以及疼痛部位的按摩来进行缓解。严重时可以在浴缸的水中放松，一般会起到不错的效果。

瘢痕子宫，B 超提示最薄处 1 毫米，是不是应该立即做手术啊？

注意休息，避免刺激，尽量减少宫缩次数和强度。控制饮食，避免胎儿过大、羊水过多，尽量减轻子宫的张力。学会判断宫缩，有宫缩、腹痛及早到医院。没有必要提前住院待产，也没有必要提前手术，因为孕期自发子宫破裂的几率很低。

胎盘成熟度二级，需要停止补钙吗？

进入孕晚期常规 B 超和胎心监测能反映胎盘功能，但目前胎盘成熟度与妊娠的预后并没有明确的循证医学证据，不作为一个有价值的指标，与补钙也没有明确关系，不需担心，也不需要减少补钙。

36 周 B 族链球菌阳性该怎么办？

B 族链球菌阳性，只需要在分娩前用抗生素预防，特别是胎膜早破等异常情况更应该注意应用抗生素。

外阴有静脉曲张，对胎儿有影响吗？在生产时我还可以选择顺产吗？

注意休息，避免长时间走站坐蹲。对胎儿没有影响，可以顺产。

孕晚期小便失禁怎么办？

孕期发生的尿失禁绝大多数是张力性的，因膀胱被增大的子宫压迫，容量减少，膀胱充盈产生尿意之前，就会给尿道括约肌一个不能承受的压力。所以可以将排尿改成定时排尿，而非有了尿意再排尿，来预防尿失禁。另外，可以在孕早期进行稍憋尿和排尿时中断几次的练习，以此锻炼尿道括约肌，预防孕晚期的尿失禁。此外，时常做收缩盆底肌肉的 Kegel 训练，也有助于预防和控制尿失禁。如果产后出现持续或者严重的尿失禁，要警惕分娩过程中损伤相关神经的可能性，要及时到泌尿外科就诊。

孕晚期心跳快、胸闷、头晕怎么办？

这些症状一般是因为进入妊娠中晚期后，更多的血流灌注子宫，从而出现的低血压综合征导致的，并常和体位相关。另外，孕期常出现的低血糖也会导致或加重这些症状。预防措施主要以减少发生，以及预防这些症状带来的危险为主。比如治疗贫血，避免久坐久站，更换体位时缓慢进行，避免空腹太久，不要在空气不流通的地方待太久等。如果通过以上方式调节无缓解，建议及时就医。

孕期偏头痛怎么办？

偏头痛是孕期的常见并发症，与普通头痛有很大差别。偏头痛会呈周期性发作，多数会先出现怕光的表现，数分钟后即出现一侧性头痛，有时也会出现双侧的头痛。发病前可出现视物模糊、闪光、幻视、情绪不稳，头痛剧烈时可有血管搏动感。发作时往往会伴有恶心、呕吐、晕厥等其他症状。女性激素水平的变化是偏头痛的一个重要诱因，这也是孕期常发生偏头痛的原因。如果诊断为偏头痛，可以首先尝试非药物治疗，比如营造黑暗安静的环境、冷敷头部、小睡等。药物治疗主要使用对乙酰氨基酚，尽量不要在孕期使用布洛芬（需注意复方对乙酰氨基酚的成分）。

早产儿会有哪些危险?

中国的早产率大约为8%左右，早产可能会产生脑瘫、发育迟缓、听力障碍、视力障碍等严重并发症和后遗症，还会导致新生儿的死亡率显著上升。但是，一般的早产产生这些后遗症的几率并不大，早产的风险是和孕周密切相关的，早产发生的孕周越小，风险越大。这些严重的并发症或后遗症主要是和孕周相关，孕周越早出生体重越小，并发症和后遗症的发生率越高。尤其是出生＜1500克的极低出生体重儿，特别是出生体重＜1000克的超低出生体重儿才是真正死亡率、并发症和后遗症都高发的群体。

多早的早产应该放弃?

从现在国内的技术水平来看，只有早产儿的孕周达到30~32周，出生体重达到1000~1500克时，新生儿的存活才能比较有保证。而在28~30周之间，成活率较低，可能发生后遗症的几率也较大，是否抢救视家属意愿和医院的医护水平而定。低于28周时多数医务人员和患儿父母基本上会选择放弃抢救，少数国内顶级医院有能力抢救25周，乃至更小的早产儿。而某些欠发达地区，受经济条件和技术水平的制约，即使孕周达到30~32周、出生体重达到1000~1500克，也不一定都会选择积极抢救。

宫颈托是什么，和宫颈环扎哪个更有效?

宫颈托是近几年比较热门的一种新方法，有操作简便、无创、副作用小、病人耐受性好，以及不增加感染率的优点。国外研究显示，对于孕中期宫颈长度≤25 毫米的单胎妊娠的早产预防、双胎妊娠中早产的预防、降低不良新生儿预后发生率，以及出院前新生儿死亡率是有效的。但它和宫颈环扎的有效性的对比尚缺乏大样本临床数据，有待进一步实验，选择应和主管医生根据个人情况商议决定。

第七节　生活注意事项

听说生宝宝前要吃鹅蛋去胎毒是真的吗?

“胎毒”是个伪概念，所谓“胎毒”是民间对胎儿因护理不当出现的皮肤问题推卸责任的说法，更没有乱吃偏方“去胎毒”的必要。鹅蛋脂肪、胆固醇含量很高，不推荐孕产妇经常或大量食用。

快生宝宝了，感觉脑子越来越不好使了，一孕傻三年是真的吗?

所谓“一孕傻三年”现在还没有定论，多数研究发现，在孕期，特别是孕晚期到产后一段时间，妈妈们的短期记忆，语言记忆能力、注意力及判断能力会有所下降。这些问题发生的机理尚未明确，可能受到孕期激素波动的影响，或是怀孕带来的心理波动有关，需要注意的是，女性的智商在不论是孕期还是孕后并未下降，分娩和哺乳结束后，“孕傻”也会很快消失。这只是一种正常的生理反应，不需要担心远期影响。

晚孕期白带增多，可以用洁阴产品冲洗吗？

阴道内有正常内环境，也就是生存着共生的菌群的，这些菌群在所有哺乳类动物的阴道内都有存在，是维护阴道内环境及酸碱度，预防有害致病菌感染的重要守关者。孕期白带增多是正常现象，如果没有瘙痒、异味、疼痛等症状，或者到医院化验白带是正常的，使用洁阴产品冲洗外阴尚可，但冲洗阴道内的洁阴产品，反而会破坏阴道内的正常稳态，增加阴道炎症的风险。

孕期可以在肚子上抹除妊娠纹霜吗？

在售预防妊娠纹产品类目繁多，常见成分包括维生素 E、橄榄油、可可脂和透明质酸等，这些成分对妊娠没有影响，涂抹是可以的。但是，根据相关循证医学证据，目前尚未发现任何一款可以真正预防妊娠纹或者祛除妊娠纹的外用妊娠纹产品，也就是说涂抹这些产品虽然无害，但也没有宣传的用处。妊娠纹的发生机制受到复杂激素调节，是人体在妊娠时的适应和保护，并非单纯被“撑开”，目前尚无有效的预防和治疗药物，只能注意孕期营养和运动，有研究表明，合理正常的体重增加速度有助于降低妊娠纹发生的几率和严重程度。

第六章
分娩前您要知道的事

第一节 分娩方式

双胞胎可不可以顺产？

有顺产的可能，不过要看胎位等条件是否合适，另外，第二胎儿的风险相对大些。原则上A胎为头位即有顺产条件，但双胎顺产分娩条件须由临床医生根据产道条件、胎儿大小、胎位、母亲是否有合并症等综合评估决定。

选择剖宫产就不会造成阴道松弛了吗？

根据目前的研究，引起阴道松弛的原因大致分为妊娠、分娩、衰老及激素水平改变四类。其中妊娠和分娩被认为是最重要的原因。孕妈妈应该注意到“妊娠”是最重要的原因之一，意味着即便是剖宫产也会存在“松”的情况，所以为了追求“紧致”而选择剖宫产是没有必要的。而且，剖宫产作为临床手术也是要有严格指征的，没有指征的情况下，顺产是最优的选择。如果担心可以选择运动的方法来恢复，但是一定要坚持才会有效果。

如果测量胎儿双顶径过大是不是就不能顺产了?

胎儿的颅缝没有闭合，在产道挤压时宝宝的颅缝是可以重叠的（大人不行），于是双顶径就会缩小，也就容易通过产道了。而且决定能否顺产的因素很多，胎儿双顶径偏大能否通过阴道分娩，请及时与主管医生沟通，仔细检查孕妇产道条件综合决定，经阴道分娩时宝宝的头型从圆形变成长椭圆形，生后几天就能恢复了。

第二节　分娩的症状

怎样区分破水和小便?

孕妇规律宫缩开始之前，发生胎膜破裂，出现阴道流水，称胎膜早破，俗称破水。破水和小便都是会阴部有水样物流出，有时不好区别。可从以下方面进行观察区分：①流水性状。小便清亮，淡黄色，有臊味，而正常羊水色清，可以混有乳白色成块胎脂，污染的羊水则呈混浊或黏稠的黄色或黄绿色液体。②流水情况。如果是小便，一般量少，流出量不受体位变化的影响，有意控制后流水停止。如果是破水，一般流水量较多，孕妇不能控制，体位变化对流水量有影响。另外，还有一种特殊情况是破水后，流水量少，呈间断性，属于医学上所称的“高位破膜”，应和阴道炎引起的白带增多区别。因为破膜后，羊膜腔与阴道相通，阴道内的细菌可上行感染胎儿和子宫。所以，当疑有破膜时，一定及时到医院就诊，由医生做出判断和处理。

即将临产有哪些征兆?

临产先兆即预示不久将临产的症状。它包括不规律宫缩、见红和胎儿下降感。不规律宫缩是指宫缩间隔时间长而且不规律，持续时间短而且不恒定，强度弱而且不逐渐加强，不伴有宫口扩张，常在夜间出现，凌晨消失。给予镇静剂能够抑制这种宫缩，并且使宫缩消失，这是假宫缩的特点。见红是在分娩发动之前，随着宫颈管的展平，宫颈内口附近的胎膜与宫壁分离，毛细血管破裂出血，与宫颈管内的黏液相混成血性分泌物排出。多数见红 24~48 小时内临产。若阴道出血量较多，超过月经量，应考虑前置胎盘或胎盘早剥等原因引起的出血，应及时到医院就诊。胎儿下降感是指妊娠晚期，胎儿先露部进入骨盆，宫底位置下降，孕妇上腹部的胀满不适感减轻。当出现较为频繁的不规律宫缩和见红时，应住院观察宫缩和胎心情况，以免出现胎心异常变化不能及时发现，或临产后产程进展快而措手不及。

怎样区别真临产与假临产?

真临产是指宫缩规律，间隔 5~6 分钟，持续 30 秒以上，强度逐渐加强，同时伴有进行性的宫颈管展平、宫口扩张和胎儿先露部的下降。用镇静药物不能抑制这种宫缩。假临产是指宫缩间隔时间长而且不规律，持续时间短而且不恒定，强度弱而且不逐渐加强，不伴有宫口扩张，常在夜间出现，凌晨消失。给予镇静剂休息后宫缩消失。大原则是，只要出现见红和规律的宫缩，就去医院让医生进行判断。

听说破水了容易脐带脱垂，要赶紧躺下叫救护车，是真的吗?

足月胎膜早破（破水）发生率为 6%~8%，而脐带脱垂的发生率仅为 0.1%~0.6%，足月胎膜早破发生脐带脱垂的概率更加低，臀位破水发生脐带脱垂可能性远远大于头位。足月胎膜早破不是脐带脱垂的高危因素。而且没有任何证据证实卧床可以降低脐带脱垂的风险，所以破水后没必要卧床来避免脐带脱垂。注意如果胎膜早破以后觉得有阴道异物感或者觉得有条索状物落入阴道，要第一时间对医护人员说明。破水后不需要慌乱，正常情况下从破水到临产需要几个到十几个小时，破水后带上准备好的住院用品，通过正常的交通方式到医院挂急诊就可以了。

临产时哪些情况要马上去挂急诊?

出现以下情况建议马上到急诊科就诊：①见红或阴道出血：少许出血或血性分泌物不需担心，即使是临产前兆也会在很久后才真正临产。如果见红的血量比较大，类似月经的血量，就要收拾一下去医院了。②宫缩：正式临产前经常出现不规律的宫缩，一般短时间后就会消失，若是有了5~10分钟一次的频率，程度逐渐变强，呈现间隔变短，持续时间变长的规律，就很可能是临产发动，快些去医院了。③持续性疼痛：宫缩是间隔性的，在宫缩之间的子宫是完全放松，几乎感受不到痛感。如果感受到持续性的疼痛，或者是两次宫缩的间隔期间子宫张力依然较高，就要当心胎盘早剥的风险，尽快去医院挂急诊了。④破水：破水后不需慌张，也不需要平躺或者叫救护车，带上行李穿上成人纸尿裤，通过正常的交通方式去医院即可。但是要注意，若感受到阴道异物感，或觉得有条索状的物体落入阴道，就要当心可能是脐带脱垂了，需要尽快去医院了。⑤胎动减少：足月以后，随着羊水量的减少和胎头的入盆，多数情况下胎动的频率会降低。这个阶段，在胎动比较多的时段，每个小时胎动的次数依然应大于3次，或两小时6次。若小于上述频率，则提示有可能存在胎儿宫内缺氧的可能性，要尽快去医院看急诊，进一步检查排除危险。

过了41周还没动静怎么办?

对于孕期没有异常情况的孕妇，最好是在预产期前后等待自然临产。

如果过了预产期还没有自然临产，也不需要担心，预产期只是一个大略的预测，并不精确，耐心等待即可。一般大约在41周入院准备引产（此引产非彼引产，是使用药物引发临产的一种手段），多数这样人工引产的人是可以自己顺利分娩的。

引产的成功率有多少?

大月份引产不成功的话，需要行剖宫产结束分娩。目前正常产妇的引产成功率大约在70%~80%左右，引产成功与否主要与宫颈成熟度相关，医生可能会视宫颈成熟情况推迟一段时间，不需要着急。

引产会不会有风险?

引产是技术十分成熟的常见操作，但是要注意引产并不是百分百成功，如果孕周已经很大，引产失败应选择进行剖宫产及时结束妊娠，以免孕周过大造成其他风险。

覆盆子茶、花苞茶有宣称的软化宫颈促进顺产的作用吗?

没有此类作用。唯一的作用是增加水的适口性，起到“多喝水”的作用，如果加糖不多，喝这些除了浪费钱并没有坏处。

第三节　分娩前的准备

由于临近预产期，孕妇对分娩的恐惧、焦虑或不安会加重，对分娩“谈虎色变”。有些孕妇对临产时如何应对，如有临产先兆后会不会来不及到医院等过于担心，因而稍有“风吹草动”就赶到医院，甚至尚未临产，无任何异常的情况下，要求提前住院，感觉住进医院就等于进了“保险箱”。那么该如何应对呢？

建议从以下几个方面应对：①了解分娩原理及孕育科学知识。克服分娩恐惧，最好的办法是让孕妇了解分娩的全过程以及可能出现的情况，对孕妇进行分娩前的有关训练，参加孕妇妈妈讲堂，了解分娩知识，了解孕妇在分娩时该如何配合。这对有效地减轻心理压力，解除思想负担以及做好孕期保健，及时发现并诊治各类异常情况均有很大帮助。②做好分娩准备。分娩的准备包括孕晚期的产前保健、心理上的准备和物质上的准备。一切准备的目的都是希望母婴平安。所以，准备的过程也是对孕妇的安慰。如果孕妇了解到家人及医生为自己做了大量的工作，并且对意外情况也有所考虑，那么，她的心中就应该有底了。③身体没有意外情况时，不宜提早入院。临产时身在医院，是最保险的办法。可是，提早入院等待时间太长，也未必对孕妇的情绪有很好的帮助。

无痛分娩真的无痛吗？

无痛分娩目前可以做到几乎完全无痛，但是国内多数医院出于一些顾虑，并不在整个产程采用无痛分娩，而是在宫口开大3厘米后才进行麻醉，或者在宫口全开后拔管停用分娩镇痛。现有研究数据表明，产程早期镇痛不会增加剖宫产率，而第二产程停止镇痛也不会减少剖宫产或器械助产的风险，也就是说现在认为全产程的镇痛是安全的。另外，有极少数情况（特定部位局部感染、某些腰椎手术后、某些凝血功能障碍等）是无痛分娩的禁忌症，若希望无痛分娩需要与医生核实自己是否合适。并不是所有医院都开展全程镇痛，若需要应提前咨询确认。

顺转剖是怎么回事？有多大概率遇到？

“顺转剖”是在顺产出现种种突发情况时，为了防止继续顺产发生严重的不良后果，紧急进行的剖宫产。临床上发生的概率并不高，在有规律宫缩的情况下，宫口开了 3 厘米及以上的情况下，“顺转剖”的比例大约在 5%以下。“顺转剖”并不可怕，并且因为经过了顺产试产时的挤压刺激，新生儿呼吸窘迫、产后出血等并发症较直接剖宫产是有明显下降的。若是顺产选择镇痛方式是硬膜外麻醉，可以直接进手术室，不需要更换麻醉方式，也就相当于没有“二遍罪”。

侧切率有网上说的那么高吗？

现在国内的医院都增进了对于侧切的控制，好一些的医院一般会控制在 15%~20%，并且改良了缝合技术和耗材，相对以前的创伤大大减小，恢复速度和质量也有了明显的提升。相对于剖宫产的创伤要小得多，不需要因为担心侧切而选择剖宫产。

听说高度近视顺产会有危险，是真的吗？

即使是高度近视，自然分娩也并不会增加视网膜脱落的风险。近视的健康孕妈妈，无须在孕期特意就诊眼科，必要时请眼科检查眼底视网膜情况。

我患有糖尿病，医生让我孕产期提前分娩，可以吗？

妊娠期糖尿病患者原则应尽量推迟终止妊娠的时间。血糖控制良好，孕晚期无合并症，胎儿宫内状况良好，应等待至妊娠 39~40 周终止妊娠。血糖控制不满意，伴血管病变、合并重度子痫前期、严重感染、胎儿生长受限、胎儿窘迫，应了解胎肺成熟情况，考虑终止妊娠。

我患有糖尿病是否只能剖宫产？

妊娠合并糖尿病本身不是剖宫产指征，有巨大胎儿、胎盘功能不良、胎位异常或其他产科指征者，应行剖宫产。对糖尿病病程> 10 年，伴有视网膜病变及肾功能损害、重度子痫前期、有死胎及死产史的孕妇，应放宽剖宫产指征。

是否可以选择“良辰吉日”，或为孩子将来早入学提前进行剖宫产的？

现在多数医院会在不违反原则，孕妇及家属自愿承担风险的情况下同意选择性剖宫产。但是尽量不要选在周末和晚上，一会占用留给急诊手术的人力和手术室等资源，二是如果发生紧急状况，周末和晚上人员和资源安排的不足会严重影响抢救效果，甚至导致严重后果。另外，如果没有明确的提前剖宫产指征，最好安排在 39 周左右再手术。虽然 37 周已算足月了，但婴儿出现并发症的风险依然高于 39 周左右，相对于早入学一年和迷信，孩子的健康和生命更加重要，最好不要冒险。

使用到脐带血的概率到底有有多大？

动用脐带血移植的概率会随着年龄的增加而增加。但是，到底有多大的概率能使用到保存着的脐带血受到许多因素的影响，十分难以预测，比如某种疾病的发生概率，年龄以及未来可能出现的脐带血临床新应用。目前的临床统计显示，在孩子 5~6 岁时，使用脐带血的概率在 1/1200 和 1/2500 之间；到 20 岁之前，使用脐带血的概率大约是 1/1700；到了 70 岁，这个概率则会增高到 1/200。概率虽低，但脐血常作为一些罕见病、恶性病的唯一根治手段，如经济压力不大，可以考虑保留。

第四节　生活注意事项

宝宝快足月了，晚上睡觉总是担心压到宝宝，会有这种情况发生吗?

压到宝宝是绝对不会发生的。但是在怀孕晚期，很多医生都会建议孕妈采取左侧卧位，主要是由于孕后期肠道位置的影响会使得子宫发生右侧旋转，长期右侧卧可能会造成子宫韧带和系膜的牵拉，影响胎盘血供，但是虽然理论上左侧卧位是比较理想的姿势，但是长期刻意保持一个姿势的睡眠也会影响睡眠质量的，因此，采取什么睡姿还是以孕妈妈舒适为主。但是晚孕期最好不要采用平卧的姿势，因为晚孕期子宫增大明显，会造成一些大血管的压迫，严重影响胎盘的血供。如果怎么睡都不舒服，可以考虑使用一些孕妇垫枕来缓解不适。

在分娩前，对产妇的日常护理也很重要，有哪些需要特别注意的?

以下几点建议供参考：① 保证水分摄入，主动勤排小便。在日常进食中可以多吃带汤水的饭菜，同时保证每日有充分的水分摄入量，在此前提下，应主动排尿，建议每 2~4 小时 1 次。②保证充足营养，需多补充热量较高的食物，此外，蛋白质和维生素也是重点营养，如鱼类、乳制品、蛋类等，充足的营养能承担分娩对产妇的精力损耗。③适量运动有好处。应保证休息，放松心情，不应情绪烦躁，消耗过多精力。当产妇感觉身体状况正常时，如果羊膜未破，可以进行散步等轻柔的运动，有利于顺利分娩。④当宫缩来临时，产妇应躺下，或是找到最能减轻疼痛的姿势，除非医生特别嘱咐，不必采取某种特定姿势，同时进行深呼吸，舒缓情绪。⑤还有以下几点，需要各位准妈妈根据自身实际情况多加留意，必要时应及时去医院就诊：胃部轻松，不再有压迫感；尿频，无尿急尿痛；腰背疼痛，尤其是以前没有腰背疼痛病史的情况下；盆骨酸痛、大腿根部发胀；分泌物症状改变或增多，分泌物呈透明或白色，无臭；持续胎动，但动作迟缓；体重不再增加等等。

第七章
孩子出生了

第一节　产妇护理

侧切伤口多久可以愈合，需要拆线吗?

正常情况下，会阴伤口2~4周即可恢复。现在一般使用可吸收线进行缝合。可吸收缝线的表面涂层更光滑，对组织的损伤小，加上皮内缝合方法对组织的牵拉少，缝合时的疼痛感较小，创口较为美观，但是相比较普通线，这种可吸收线需要一定的时间和皮下组织慢慢融合吸收，所以从恢复速度上看，可吸收线又会略微慢一点，有一定不吸收的可能性，不吸收的情况要去医院拆线预防感染。不论是可吸收线还是普通缝合线，发现线头都是正常的，不需要惊慌。

如何护理顺产侧切伤口?

首先要避免用力：不要提重物，不要做大幅度运动，多补充水分，避免用力解便，每日多饮水，多吃蔬菜、水果等高纤维食物，以防便秘。注意保持伤口清洁干燥，入厕和洗澡后，轻轻擦干会阴部。保持清洁伤口。大便后要额外冲洗一次。排便避免使用蹲姿，并尽量缩短时间。避免性行为：侧切的情况下，应在8周内严禁性行为，伤口愈合有问题的还要相应延长更久，以免造成会阴伤害和感染。拆线后内部尚不牢固，最好不要过多做运动，也不宜做幅度较大的运动。拆线后若恶露尚未结束，应仍然坚持每日用温水清洗外阴两次。

侧切后发生什么情况需要找医生处理？

1. 伤口血肿：缝合后1~2小时刀口部位出现严重疼痛，而且越来越重，甚至出现肛门坠胀感，需要尽快联系呼叫医护处理。

2. 伤口感染：产后2~3天，伤口局部出现红肿，感觉有发热痛痒感，有时会摸到硬结，挤压时有脓性分泌物的情况下，很可能是伤口感染，要尽早找医生进行处理，以防加重。

3. 最后，伤口裂开应立即去医院处理。

剖宫产术后刀口附近皮肤感觉减退或者消失是怎么回事？

腹部的血管和神经纤维的走向多数是纵向的，做了腹部横切口的剖宫产以后，切口部位的神经纤维大部分会被横断，所以切口附近的皮肤会变得感觉迟钝甚至失去感觉，这是手术无法避免的影响。术后几个月到几年的时间里，部分神经纤维会缓慢再生，逐渐恢复感觉，但是也有少数人不会恢复。这种感觉缺失只会影响腹部局部皮肤的感觉，不会导致严重后果，不需要担心。

恶露持续多久？

恶露是指分后阴道的排出物，包括宫腔内积血、坏死的蜕膜组织和宫颈黏液等。恶露分为血性恶露、浆液性露、白色恶露。血性恶露多见于产后3天内呈鲜红色，含大量血液得名，量多，有时有小血块，有少量胎膜及坏死蜕膜组织。浆液性恶露见于产后4~14天，色淡红，似浆液得名，含少量血液，但有较多的坏死蜕膜组织、宫颈黏液、阴道排液、细菌等。白色恶露黏稠，色泽较白，见于产后14天以后。正常恶露有血腥味，但无臭味，持续4~6周，总量个体差异较大。如后4周以上阴道仍有暗红色液体或血液流出者，叫恶露不止，是产后子宫复旧不良或者宫腔内残留胎盘、胎膜或合并感染所致，虽有可能与月经混淆，考虑到风险也应及时去医院诊治。

一般产后多久来月经是正常的?

产后来月经的时间因人而异，与是否母乳喂养、母乳喂养频率（纯母乳喂养还是混合喂养），以及哺乳激素水平变动，情绪、营养情况及自身对身体激素的敏感度等均有很大的关系。如果是奶瓶喂养，产后最快可以在5~6周恢复月经，如果纯母乳喂养，很多会到停止哺乳后才恢复月经。

月子可以洗澡、洗头、刷牙吗?

可以，如果是顺产，产后当天就可以正常洗漱，注意尽量淋浴以预防感染。如果有侧切或会阴撕裂，没有感染等特殊情况下，一般产后第4~5天就可以淋浴了，注意洗澡后要对伤口进行消毒换药以预防感染。剖宫产的产妇，产后可以下床活动就可以洗澡，洗澡时可以用防水贴保护伤口和敷贴以防浸湿污染。没有感染、脂肪液化等特殊情况的话，一般术后拆线之后就可以直接洗澡了。刷牙和洗头在整个产褥期都可，所谓月子洗头刷牙会“受风”“受凉”等说法没有任何科学根据。

月子期间能不能吹空调啊?

传统的月子期间，老的陋习会过多的“捂”，有时甚至会导致产妇出现高热、水电解质紊乱，如果不能及时的通风降温，甚至可能导致产妇中暑、死亡。因此月子中适宜的温度很重要。坐月子是可以吹空调的，只要避免风直接对着妈妈和宝宝吹就可以了。

坐月子期间，家里人都不让下床活动，这样做对吗？

这种观念是绝对不正确的。长期卧床会造成肠蠕动减弱，加上产褥期腹肌和盆底肌的张力降低，导致容易出现便秘。而且最重要的是，长期卧床会导致下肢静脉血栓形成，严重时会危及生命安全。因此，月子里建议尽早下床活动。

月子里面家里人不让活动，说是会造成腰腿痛的月子病，是真的吗？

腰腿疼痛是由于妊娠期关节韧带松弛，增大的子宫前凸，所以造成重心后移，腰椎前突，孕妇的背部肌肉持续紧张状态，所以在孕期就会有轻微的腰腿痛的症状，在产后激素的变化，造成骶髂关节、骶尾关节等活动度增加，腰骶部的不适感就更增强，所以腰腿痛是孕期和产褥期的常见症状，只是在产褥期比较明显，并不是由于产后活动造成，可以产后适当补充钙剂缓解症状。

月子期间是不是一定要大补才能恢复健康？

中国的传统观念都是认为生孩子之后一定要多补才能恢复好，但实际上，在产后最初的几天，身体的各个系统，包括消化系统的功能都没有恢复，如果一来就开始进行大补，会增加胃肠功能的负担。另外，在产后刚开始的几天，有些妈妈的乳腺管还未完全畅通，如果进行大补，大量乳汁分泌但乳腺管不畅通，就会导致乳房胀痛甚至诱发乳腺炎。因此，产后刚开始的几天最好以软食、半流质易消化的饮食为主，少食多餐，如食用米粥、面食、奶制品、少量肉类和新鲜蔬菜，也可以搭配各种水果，获得良好的过渡。

分娩后便秘怎么办?

分娩后最初几天，往往容易发生便秘，有时3~5天不解大便，或者大便困难，引起腹胀、食欲缺乏，便秘严重者还会导致脱肛、痔疮、子宫脱垂等疾病，所以产妇应早预防便秘，不应等便秘出现后治疗。产前有便秘者，产后应早些下床活动，一般自然分娩后6~8小时产妇可坐起，进行一些翻身活动，采取多种睡姿或坐姿，也可自己轻轻按摩下腹部。第2天下地，在室内来回走动，以不疲劳为宜，但要避免长时间下蹲和站立。对于剖宫产无并发症者，于产后第2天试着在室内走动，而有并发症者则要遵循医生要求。早下地、早活动，既有利于恶露的排出，也有助于肠道恢复蠕动，防止尿潴留和便秘。还可进行产后操，如缩肛运动锻炼肛提肌等。另外，多喝水，可以喝富含膳食纤维的饮料。还要注意饮食结构，多吃含纤维素多的食物，如蔬菜、水果。平时应保持精神愉快、心情舒畅，避免不良的精神刺激。要养成定时解大便的习惯，以形成条件反射。如果大便已秘结，无法排出体外时，可使用开塞露。如果连续出现便秘，可在医生的指导下使用缓泻剂。如果仍不能解决便秘的话，还可以遵医嘱在医院进行肥皂水灌肠。

“坐月子”吃生冷食物会导致“宫寒”吗?

所谓“宫寒”并不存在，是一个以讹传讹的伪概念，甚至不是一个中国传统医学概念。目前没有任何循证医学证据证实产褥期食用生冷食物会导致痛经或不育，甚至临床上会采用直接冰敷子宫的方式给剖宫产后的子宫止血，效果良好，也未见后遗症的报道。产后食用一些干净的生蔬果，有利于水溶性维生素和膳食纤维的摄入，利于产妇伤口恢复并预防产后便秘和痔疮。冰激凌高糖高脂适口的零食也可以适量食用，利于产后心情愉悦，预防产后抑郁。

产妇能要到自己的胎盘吗？产后吃胎盘有用吗？

现在国内多数医院的规定是允许产妇自己保留胎盘的，如果需要直接向医护提出要求即可。产后吃胎盘的习俗虽由来已久，但吃胎盘只相当于吃一块肉，并没有所谓“滋补效果”，若给他人食用还有可能造成病毒的传染，且胎盘中含有大量的雌孕激素，会造成内分泌问题或影响儿童生长发育，所以不要把胎盘给他人食用。

剖宫产后多久可以恢复运动？

术后一个月可以开始逐渐恢复一定量的活动，例如散步和产后瑜伽等；2 个月以后可以恢复中等程度的运动，例如快走、慢跑、游泳等；3 个月以后认为完全恢复，任何运动不受手术影响。

需要帮刚出生的宝宝挤乳头吗？

给新生儿挤乳头是民间十分常见的错误行为。不论男女宝宝，刚出生时，由于母体通过胎盘进入胎儿体内的激素的影响，都可能会出现乳房周围肿大甚至溢出乳汁样液体的情况，这是正常的生理现象，随着母体通过胎盘进入胎儿体内的激素被代谢掉，这些现象会自行消失，不需人为进行挤压。新生儿皮肤和身体组织十分娇嫩，用力挤压宝宝乳头，造成局部软组织水肿，导致皮下出血等现象，减弱宝宝皮肤屏障功能。若不慎把乳头挤破，更是容易引发皮肤感染，甚至还可能影响宝宝将来的发育。

第二节　哺　乳

产后多久会开始有乳汁分泌？

人们往往错误地认为，产后需要等分泌乳汁后再喂孩子。其实，乳汁分泌一定要有婴儿的吸吮才能产生。乳汁的产生是由神经和激素调节控制的。婴儿吸吮乳房时，乳头的神经末梢受到刺激，才能让垂体前叶产生催乳素，通过血液到达乳腺，从而分泌乳汁。一般情况下，新生儿出生半小时内即可进行吸吮，每次可持续半小时。产后半小时，应争取让新生儿开始吮吸到母亲的乳头，有利于以后乳汁的分泌。

剖宫产后马上喂奶会不会使麻药影响到宝宝？

鼓励在手术室就开始早吸吮了。吸吮得越早，越容易提高母乳喂养的成功率，促进早下奶。宝宝对乳头的吸吮刺激还可以帮助促进子宫的收缩和复旧，有助于术后恢复。手术时的麻醉药物几乎不会进入乳汁，不会对新生儿有不良影响。

刚出生的宝宝因吸不出奶而哭闹怎么办？

宝宝刚出生时吸吮力弱，加上乳腺口尚未完全张开，没有形成流畅的通道，孩子吸头几口时特别费力，甚至会哭，但通过吮吸，乳腺口一旦开通，乳汁就会流畅地分泌出来。尽管产后乳汁量少，但也足够出生不久的新生儿需要。随着乳汁分泌增多，吸吮变得不费力，宝宝会很快安静下来。

刚出生的宝宝可以用奶瓶吗？

胶奶头与直接吮吸乳头的吮吸方式实际上有本质的不同，开始时就用橡胶奶头喂养，新生儿将很难再适应母亲的乳头。因此，产后开奶时，不要一看见新生儿啼哭，就用奶瓶喂牛奶或糖水。另外，尽早给新生儿哺乳，可促使乳汁分泌，保持乳汁充足，也有利于较快建立母婴感情，有利于产妇产后早期活动，有利于母亲子宫收缩，使子宫加速“复旧”，也有利于恶露排出产后出血停止和恢复苗条体形。所以，尽早进行哺乳对母婴均有很大的益处。

初乳不够要先吃奶粉吗？

产后母亲开始产生乳汁，促进乳汁分泌最重要的因素是婴儿对乳房频繁吸吮，所以想要有充分的乳汁分泌，宝宝出生后与母亲早接触，早开奶是非常重要的。如果一开始就给宝宝吃奶粉，因为奶粉的口感与母乳是有区别的，因此可能会造成孩子的错觉不愿再吸吮母亲的乳房，所以尽量给宝宝吃母乳才是正确的。

初乳会不够宝宝吃，宝宝会饿着吗？

宝宝出生后第一天，胃大约只有约 6 毫升，类似乒乓球大小。到了第 10 天，才长到婴儿拳头大小，约 70 毫升。因此，对于刚出生的宝宝来说，初乳只要有一点就足够了。而且初乳含有许多抗体，因此是非常珍贵的。宝宝在出生的头几天，都会有一个生理性体重下降的过程，健康的宝宝在出生后一周体重约减轻 5%~10%，约 2~3 周时，恢复至出生体重。不用担心，只要后面母乳够吃，很快宝宝的体重就会上升，应该要树立母乳喂养的信心。

胸小会奶水不够吗？

泌乳的多少主要由乳腺的先天情况（主要取决于遗传因素）以及产后尽早尽多地对乳头进行刺激来决定，而决定乳房大小的主要是脂肪，对泌乳量几乎没有影响，遵循产后立即吮吸，按需喂养、纯母乳喂养、排空乳房等原则，绝大多数产妇是有充足的乳量的。

感觉乳房胀，乳汁应该是很多，但就是吸不出来怎么办？

经过几天的喂养之后，妈妈的乳汁逐渐多了起来，但是有些妈妈的乳汁分泌不是很通畅。这时可以先用干净的毛巾把乳头清洗干净，然后进行热敷，使用正确的方法对宝宝进行喂哺，尤其要注意，喂奶时不能只含乳头，应该把乳晕也尽量含住，这样宝宝才能进行有效的吸吮，在正确的喂养下，宝宝是最好的“吸奶器”，会把积在母亲乳房中的乳汁吸吮出来。

怎样确定自己的奶水是不是足够？

母乳喂养的原则是按需哺乳，对于健康足月的新生儿，每天 8~12 次的喂哺应该可以满足新生儿的能量需求。纯母乳喂养的情况下，以下是几个反映奶水充足的表现：

1. 观察宝宝的满足感，吃饱的宝宝会很满足，一般能安静睡眠 2~4 小时，如果短时间内就醒来则意味着没有吃饱。

2. 24 小时内，大约湿透 5~6 个纸尿片，尿液无色无味，或者稍稍有浅黄色。

3. 母乳喂养的幼儿的排便都是稀便，出生后的前几周，每天大约有 3 次或者以上排便。之后，每日排便次数会变少，但也大约在 2~3 次之间。

4. 体重、身高、头围有所增长，大致符合标准生长曲线的范围，整体状况好。

怎样保持母乳充足?

1. 多让宝宝通过直接吮吸乳头吸奶。婴儿吮吸乳头，对处于敏感状态的乳腺是强烈刺激，而且吸吮越强烈次数越多，所产的乳汁就越多。

2. 婴儿早接触早吸吮。在产后半小时内就接触新生儿，让宝宝吮吸乳头，最晚不应超过产后1小时。

3. 不给初生婴儿喂糖水或牛奶、米汤等。最初虽然分泌的乳汁少、黄、稠，但这是最宝贵的初乳，含有一些对婴儿免疫、发育、消化等有帮助的成分。

4. 不必强调按时间计算，而改为按婴儿自身需求哺乳，即不论白天或夜晚，只要婴儿想吃，都可以随时哺乳。

5. 营养充足。乳汁的来源靠母体的营养摄入，因此喂奶的妈妈应多吃营养丰富的食物和汤类，以增加奶量和提高奶的质量，从而满足婴儿身体发育的需要。产妇饮食中影响奶量分泌的浓茶、酒类等刺激性东西应该避免。

6. 保持精神愉快、充分休息。睡眠是重要的因素之一，产假、哺乳期要有规律地生活，并且保持心情舒畅，避免过于疲劳。

什么是正确的衔乳?

1. 乳头对着宝宝鼻尖而非嘴唇。

2. 不要刻意调整，由宝宝的本能主导衔乳过程。

3. 宝宝口唇含住整个乳晕而非叼着乳头。

4. 如宝宝咬乳头导致疼痛，可尝试用干净手指轻轻伸入宝宝牙龈之间，待其松口后重新衔乳。

5. 整个哺乳过程中要注意腰、腿以及手臂的稳定支撑。

◎宝宝嘴在乳头上的正确位置

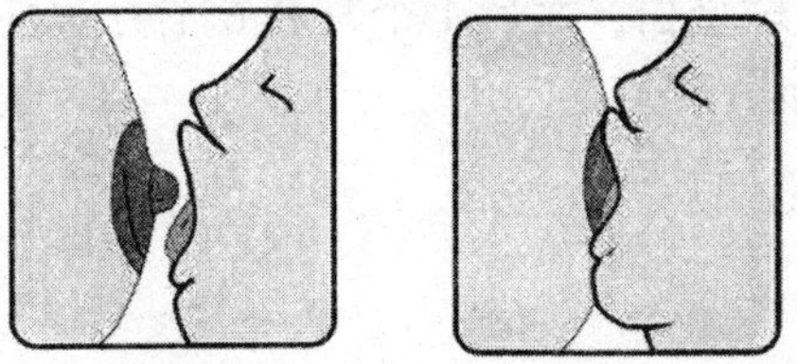

宝宝的嘴唇包住乳头和乳晕，其面颊接触乳房，鼻子与乳晕似触非触。宝宝的嘴唇在外面（或外翻），不是内收回。

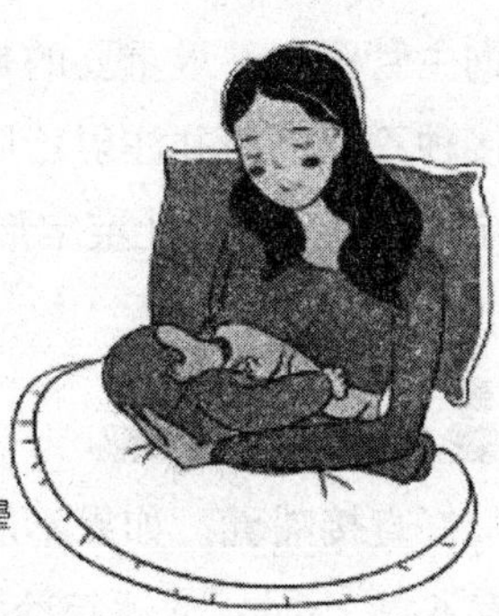

乳头比较扁平，还有些凹陷，宝宝吸不到怎么办呢?

如果乳头稍微扁平，哺乳前只需轻轻将乳头向外牵拉，宝宝可以把乳头含入口中应该还是可以哺乳的，但是如果乳头凹陷的比较严重，应该在孕晚期就先进性处理，每天提拉乳头来改善乳头凹陷的情况，如果实在不行可以使用乳头保护器帮助宝宝吸吮，如果还是不行就只有用吸奶器了。

乙肝携带者/小三阳/大三阳母乳喂养会传染宝宝吗?

乙肝的母婴传播主要发生在围产期，多为分娩时通过血液和体液传播。最新权威指南指出，新生儿采取正规的免疫预防措施后，是可以接受HBV感染产妇的哺乳的。研究数据表明，即使在没有免疫预防的人群中，母乳喂养和人工喂养的新生儿感染率几乎相同。即使产妇是大三阳，母乳喂养也并不会增加婴幼儿的感染风险。综合来看，母乳喂养带来的益处是远大于风险的，所以推荐非活动期的乙肝感染者母亲进行母乳喂养。但是，乙肝感染的母亲在进行母乳喂养时，需要注意：（1）乳头不可有破损，以免血液直接与婴儿接触。若出现破损应暂停哺乳，人工吸出奶水丢弃，直至伤口痊愈。（2）按需喂养，纯母乳喂养，涨奶及时吸出丢弃，避免乳汁堆积导致的病毒过多渗透进乳汁。（3）使用治疗期间的哺乳安全性要咨询主管医生。最重要的是要服从医院的安排，在宝宝出生后 12 小时给宝宝接种乙肝疫苗并注射乙肝免疫球蛋白，之后 1 个月和 6 个月时接种第 2 针与第 3 针，从而让宝宝形成免疫力。

母乳怎样保鲜?

最好直接哺乳。如果不能直接哺乳，挤出的母乳在 26 度以下室温，最多保存 6~8 小时；放冰箱冷藏或冷冻。4℃冷藏最多不超过 3 天。-18℃冷冻最多 3 个月。解冻复温后尽快喂养，不可反复冻融。

哺乳期可以喝咖啡或者茶吗?

咖啡和茶、巧克力，含咖啡因功能饮料等在哺乳期并非绝对禁忌，但在宝宝四个月以内，应尽量避免饮食，尤其不要短时间内大量摄入或长期摄入。因为咖啡中含有的咖啡因吸收入血后，会通过乳腺分泌到乳汁里，四月内幼儿对咖啡因代谢能力非常有限，摄入的咖啡因可能会在体内积存，会导致婴儿急躁不安，哄睡困难等现象。总的来说，一天一杯的量，慢慢喝，影响相对比较小。

哺乳期间可以打疫苗吗?

可以，产后和哺乳期间因生育的消耗和应激及作息时间的改变，容易影响到免疫力，从而增加感染流感的可能，产后接种流感疫苗是行之有效的预防措施，对哺乳没有影响，可以安全接种。

哺乳期可以喝酒吗?

酒精吸收进入血液后，会随着乳腺分泌进入乳汁，酒后大约 30~90 分钟后血液和母乳中酒精的浓度会达到最高峰。新生儿酒精代谢能力弱，摄入酒精过多可能会产生不良后果，所以产后到整个哺乳期都要避免大量饮酒。哺乳期如果一定要饮酒，可以事先用吸奶器准备足够的奶水备用，或暂时用配方奶粉替代。尽量少喝，饮酒后多喝水来加速酒精代谢，酒后至少 6~8 小时以上再喂奶。另外，所谓“月子酒”只是普通黄酒，没有宣传的滋补效果，独特的高甜度会掩盖实际并不低的酒精度数，要小心不要喝多。

哺乳期吃辣椒会辣到宝宝吗？

哺乳期吃辣椒是安全的，但是哺乳期间吃辣椒，或者大蒜、咖喱等味道较重的食物，可能导致母乳口味发生一定的变化；有些宝宝会不适应，出现少吃奶或哭闹的现象。可以边哺乳，边观察，摸索自己宝宝的特点和规律，根据宝宝的反应来调整餐食的口味。

哺乳期来月经有影响吗？

哺乳期来月经对哺乳影响很小，可以继续如常母乳喂养。有些新妈妈会发现月经来前及月经的头几天奶量稍稍下降，这只是正常的暂时性生理现象，月经过后激素水平恢复，奶量即可恢复。

纯母乳喂养奶水太多了，乳房出现硬结，肿块，“结奶”怎么办？

“结奶”的原因是乳腺管堵塞，导致乳汁淤积。按需喂养，而非按固定时间表喂养。幼儿每日哺乳次数大约在 8~12 次，涨奶时，可以叫醒宝宝哺乳，或者少量泵奶，缓解不适。哺乳时，待一侧完全排空之后再换至另一侧，避免根据固定哺乳时长来结束一侧哺乳。另外，要确保宝宝衔乳姿势正确，从而保证更好的排空。如果还是无法改善，可以热敷后进行乳房的按摩疏通。如果自行完成按摩有困难可以寻求专业医护人员的帮助。但是如果出现局部红肿热痛，有感染的迹象就要停止哺乳去外科请医生帮助处理。

婴儿可以喝牛奶吗？

牛奶含有大量的乳糖，而蛋白质与脂肪不足，总体成分与人乳相差很大，并且牛奶蛋白是常见的过敏源，婴儿直接饮用牛奶容易产生胃肠道反应及过敏，长期饮用会导致营养不良。所以12月龄以内的幼儿，不可以饮用普通牛奶，母乳或者配方奶应是主食，酸奶、婴幼儿乳制品、米糊等主要起到让宝宝尝试各类食物，增加饮食多样性的作用，只能少量喂食。

什么情况下妈妈不要进行母乳喂养呢？

并不是所有的妈妈都适合进行母乳喂养，以下情况最好不要母乳喂养：

1. 母亲患有严重心脏病、肾脏疾病等全身疾病，如果哺乳可能会导致病情恶化；乳腺炎；母亲有精神疾病或者癫痫，正在服用药物治疗；母亲患有急慢性传染病，且在传染期，例如艾滋病，病毒都可能通过乳汁传染。

2. 婴儿患有苯丙酮尿症、半乳糖血症，这时应该选用特殊奶粉进行喂养。

怎样回奶（断奶）？

需要给宝宝断奶时，哺乳妈妈应尽量及早计划并准备。断奶过程尽量缓慢，在数周或数月完成，这样宝宝和妈妈都有充分时间适应。断奶期间，应先尝试逐渐拉长哺乳间距和缩短哺乳时间，然后逐渐每天减少一次喂奶，这样循序渐进，直至完全断奶。有一个小窍门是，通常宝宝对每天的第一顿奶和最后一顿奶较为依赖，因此可以考虑将这两顿奶留在最后戒断。随着喂奶次数和时间的减少，身体会自动减少乳汁的分泌。回奶过程越缓慢，涨奶问题越少见。如果出现乳房肿胀不适，可以尝试冷敷。如果宝宝在12月龄前离乳，那么请选择婴幼儿配方奶粉替代母乳；周岁以后可以饮用全脂牛奶，并按时添加辅食。

宝宝乳糖不耐受怎么办？给宝宝服用乳糖酶制剂有效吗？

市售乳糖酶滴剂的效果并无保证。对于原发性乳糖不耐受的幼儿，最好在儿科医师或营养师的指导下，考虑选择无乳糖配方奶粉喂养。而婴幼儿继发性的乳糖不耐受，通常只是暂时性的。少则一周恢复，多则八周恢复。配方奶喂养的宝宝发生继发性乳糖不耐受时，可短期选择无乳糖配方奶粉。而母乳喂养的宝宝，可继续尝试母乳喂养，若出现营养不良或者体重下降等情况，再考虑在儿科医师或营养师的指导下暂时选择无乳糖配方奶粉。

哺乳期吃海鲜会导致过敏吗？

海鲜虽然是常见的致敏食品，也有致敏物质进入乳汁让宝宝过敏的可能，但它也是一大类不可多得的易于消化吸收和代谢的优质蛋白质和微量元素来源，况且，会对海鲜过敏的母亲和宝宝都属于少数。哺乳期妈妈是可以试着吃海鲜的，第一次少吃，逐渐加量，但是如果吃了以后你自己过敏，或者是哺乳的宝宝出现了湿疹、烦躁、腹胀、腹泻等过敏症状，就要怀疑是海鲜导致的过敏，就暂时停止食用，如果这之后宝宝很快恢复，说明宝宝可能对它过敏，哺乳期不吃就可以了。哺乳期对大部分母亲吃的普通食物是否适合宝宝的顾虑，都可以用这种方法进行检验，但包括所有中药在内的药物，都要参考专业人士的意见，不要冒险使用。

宝宝吐奶怎么办？

因为新生儿的胃是水平状态的，吃饱后就特别容易返流从口鼻中溢出，这时是比较危险的。所以要特别强调给孩子侧睡，这样就可以防治吐奶所导致的窒息。在给宝宝吃完奶后，应当把他轻轻的竖起，靠在你的肩膀上轻拍背部，最好能将吃奶时吞下去的空气通过打嗝的方式排出，这样可以减少吐奶的概率。如果宝宝表现为体重增长良好、吐奶时不伴有疼痛表现、哭闹少（正常健康婴儿哭闹时间为平均每天共 2 小时），不会造成营养不良，所以这种吐奶不需担心。如果宝宝吐奶时还有拒食、频繁呕吐、体重增长不良、易激惹、睡眠障碍、呼吸道症状（上呼吸道感染、喘息）、吞咽困难（吞咽时有疼痛表现）、进食过程中背部拱起，以及窒息、咳嗽或进食时呕等异常表现，需要引起家长的重视，应及时就诊。

母乳喂养会导致乳房下垂吗？

大量研究表明，产后乳房下垂主要与妊娠后的激素撤退相关，妊娠次数越多，发生下垂的可能性越大。但是与产后是否母乳喂养与母乳喂养时间没有相关，也就是说母乳喂养不会导致乳房下垂，而妊娠本身才是下垂的原因（乳房下垂的其他危险因素主要有肥胖、过快大幅减肥、吸烟、缺乏运动、长期穿戴胸罩等）。

第三节　新生儿常见问题

宝宝出生后的几天，体重反而比刚生出来下降了，怎么办呢？

宝宝出生后的头几天都会出现生理性的体重下降，主要是因为出生后摄入较少，排出的粪便及水分较多。下降的比例一般是宝宝出生体重的3%~7%，出生后随着宝宝食量的迅速增加，一般在7~10天左右体重会恢复到出生时的体重，因此，不用过于担心。但是如果体重下降过多，超过出生体重的10%以上，而且生后3~5天仍然没有回升的现象，就应及时就医，查找原因。

什么是新生儿筛查?

新生儿筛查是出生后预防和治疗某些遗传病的有效方法。新生儿筛查一般是在婴儿出生后三天采取脐血或足跟血的纸片进行。主要是用快速、敏感的实验室方法对新生儿的遗传代谢病、先天性内分泌异常以及某些危害严重的遗传性疾病进行筛查的总称，从而对那些患病的新生儿在临床症状尚未表现之前或表现轻微时通过筛查，得以早期诊断、早期治疗，防止机体组织器官发生不可逆的损伤。

新生儿筛查哪些项目?

有些国家已将新生儿筛查列入优生的常规检查，筛查的病种达12种。我国这项工作刚起步。在不同地区筛查项目有区别，列入筛查的疾病主要有苯丙酮尿症、先天性甲状腺功能低下的疾病、G6PD缺乏症（南方）、听力筛查等等。除国家免费筛查的遗传病外，家长可根据需要选择自费的新生儿遗传代谢病筛查项目，在我国台湾省，大分子遗传代谢病已列入自费筛查项目，一些小分子病属于免费筛查项目。最新的遗传代谢病筛查技术可以实现即采几滴新生儿足跟血便迅速检测出4种大分子遗传代谢病、48种小分子遗传代谢病。

新生儿为什么会有黄疸?

新生儿出生后，由于胆红素生成相对较多，肝细胞对胆红素的摄取能力不足，胆红素排泄能力缺陷等原因，引起皮肤、巩膜、黏膜黄染的现象，约有60%足月儿和80%早产儿在生后第1周可出现肉眼可见的黄疸。新生儿黄疸分为生理性黄疸和病理性黄疸。生理性黄疸一般在出生后2~3天开始出现，一周左右达到高峰，两周左右基本消退。

什么情况下新生儿黄疸是需要就医的?

生理性黄疸是指单纯因胆红素代谢特点引起的暂时性黄疸，在出生后2~3天出现，4~6天达到高峰，7~10天消退，早产儿持续时间较长，除有轻微食欲不振外，无其他临床症状。若生后24小时即出现黄疸，每日血清胆红素升高超过5毫克/分升或每小时大于0.5毫克/分升；持续时间长，足月儿大于2周，早产儿大于4周仍不退，甚至继续加深加重或消退后重复出现或生后一周至数周内才开始出现黄疸，均为病理性黄疸。病理性黄疸多需要及时就医，以免留下严重后遗症。

黄疸高该如何治疗?

治疗黄疸的办法主要有：

1. 光照疗法：是降低血清未结合胆红素简单而有效的方法。目前国内最常用的是蓝光照射。将新生儿卧于光疗箱中，双眼用黑色眼罩保护，以免损伤视网膜，会阴、肛门部用尿布遮盖，其余均裸露。用单面光或双面光照射，持续2~48小时（一般不超过4天）。

2. 换血疗法：换血能有效地降低胆红素，换出已致敏的红细胞和减轻贫血。

3. 药物治疗：应用药物减少胆红素的产生，加速胆红素的清除或抑制胆红素的肠肝循环。

4. 支持治疗：主要是积极预防和治疗缺氧、高碳酸血症、寒冷损伤、饥饿、感染以及高渗药物输注等，防止血脑屏障暂时性开放，预防胆红素脑病的发生。发现黄疸高应及时就医，根据医生建议住院治疗。

第四节　接种疫苗

出生后接种什么疫苗？

新生儿出生后接种乙肝疫苗和卡介苗，孕妇是乙肝感染者，新生儿还需加种乙肝免疫球蛋白。但有些情况下，比如发热、缺氧窒息、低体重儿等，会推迟接种时间，需等以上情况解除后按照医生建议进行接种。

第五节　生活建议

哺乳期间可以进行性生活吗？

恶露停止，伤口恢复后即可进行性生活。但要注意，哺乳期间，不论月经是否恢复，或者是否规律，都有受孕的可能，因此，一定要注意采取避孕措施。

哺乳期月经未复潮是否可以不用避孕了？

错。月经未复潮，但可能已经有排卵，因此，仍然需要严格避孕，避免两次妊娠间隔太近影响身体恢复和下一次妊娠。

可不可以提前做一些工作，能够让子宫状况转好一些？比如，某种治疗方式可以有助于瘢痕处的恢复？

目前没有办法能够改善子宫瘢痕的情况。

我是剖宫产的，没有阴道试产，不用做盆底康复训练吧？

无论是否阴道试产，均建议在条件允许下尽量进行盆底康复训练。因妊娠期激素和重力作用，盆底肌肉和韧带均不同程度松弛，产褥期结束后积极盆底训练有助于盆底恢复。

我之前妊娠期糖尿病，靠饮食控制的，产后餐后血糖还需要严格控制吗？

妊娠期糖尿病经过饮食控制能够达到血糖正常，说明血糖不是很高，产后也会有自然下降，一般血糖能够达到正常。产后血糖标准可以放宽，但如果血糖太高对孩子和你的身体健康都是不利的，所以最好还是注意饮食控制。